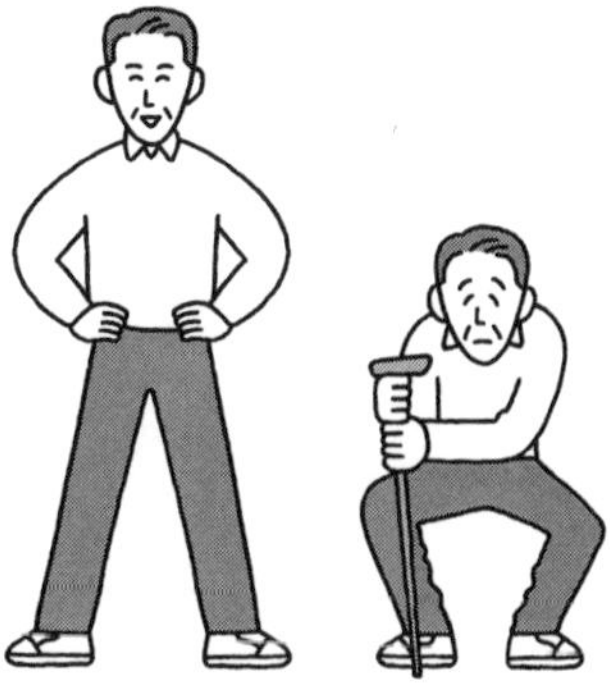

こうして、人は老いていく

理学療法士
上村理絵

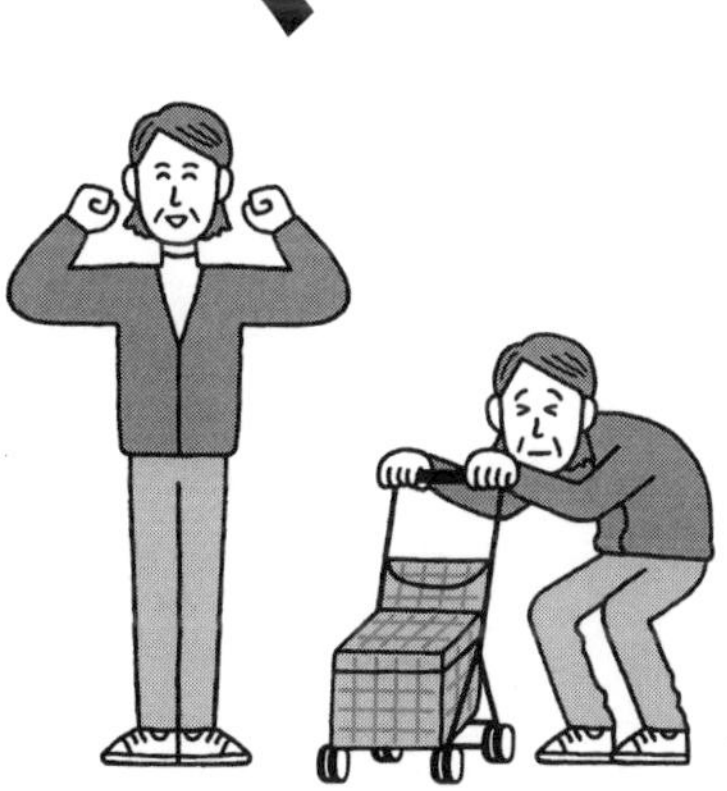

衰えていく体との上手なつきあい方

「最近、できないことが多くなって、年を感じる」

「歩くのがしんどくなってきた」

「疲れやすくなってきて、体を動かすのがおっくう」

「できれば介護で家族に迷惑をかけたくない」

「将来、寝たきりにならないか不安」

こんな「老い」に関する悩みを持っている方に贈ります。

はじめに

皆さんこんにちは。理学療法士の上村理絵です。
私は今日まで20年以上、リハビリ特化型のデイサービスで、さまざまな高齢者の体と向き合ってきました。

簡単にいえば、病気やケガだけでなく、「肉体的な老化」によって、足腰が弱って歩きにくくなった人を歩けるようにしたり、立ち上がりにくくなった人を立ち上がりやすくしたり、少しでもラクに、できるだけ不自由なく生活するための身体機能のトレーニングを提供してきました。

リハビリには、身体機能を高めて**「肉体的な老化」を改善すること**だけでなく、もう1つ重要な役割があります。

それは**「精神的な老化」を改善すること**です。

人間、年を重ねてくると、

筋肉や脳が衰えることで、これまでできていたことができなくなる。

親しい人たちとの死別や病気といった出来事を経験する。

社会との接点が少なくなったりする。

といったことにより、目標に向けて頑張っていく気持ちや活動的に動いて何かを得ようという前向きな気持ちが奪われていきます。

これが加齢による「精神的な老化」。**その原因を引き起こすのが、「自信の枯渇《こかつ》」**です。

「年老いた自分なんて、誰からも必要とはされていない」
「どうせ、あとは死ぬだけだから……」
「老いた体で何をしても変わることはない」
「年をとったのだから、できなくても仕方ない」
「こんな老いた体を他人には見せたくない」

「精神的な老化」が進むと、このような人生に対してのあきらめや後ろ向きの気持ちが心を支配するようになり、**変化する体を受け入れ、改善しようとする意識を奪っていきます。**

そのため、体を動かさなくなり、肉体が弱っていき、さらにそれが「精神的な老化」を生み出し、何もしなくなって、肉体がますます衰えていく——という**「老化スパイラル」に陥ってしまう**のです。

「精神的な老化」は、「肉体的な老化」を加速させる大きな要因なのです。

精神的な老化が肉体的な老化を生み出す

これまで多くの高齢者に出会ってきましたが、「なぜ、こんなに体が弱るまで何もしてこなかったのだろう」と思う方の多くが、自分に対して前述したような後ろ向きの感情を抱いていました。

逆もしかりで、**「精神的な老化」を防ぐことができたら**、変化する体を受け入れ、身体機能の改善に前向きに取り組めて、**「肉体的な老化」を防げる**ようになります。

私たちのデイサービスに、中村さん（以降、登場人物はすべて仮名）という70代の男性がいらっしゃいました。

脊柱管狭窄症《せきちゅうかんきょうさくしょう》を患《わずら》ったことで、歩行が困難になってしまい、全身の筋肉が衰え、生活にさまざまな支障が出てきたため、私たちのリハビリを受けることになりました。

よくよく話を聞いてみると、高校野球が大好きで、体が元気なときは、よく夏の甲子園を見にいっていたそうです。

そこで、「もう一度大好きな高校野球を甲子園に見にいく」ということを1つの目標にして、リハビリを始めました。

懸命に励み、すべての行程を歩いたわけではありませんが、車いすや家族のサポートも受けながら、高校野球を見にいくことができたのです。

「また、来年もいけたら」と、その後もリハビリを元気に継続されている姿は、「若いな」「素敵な方だな」と感じさせられます。

では、**「肉体的な老化」、「精神的な老化」、この2つの老化を防ぐ**には、どうすればよいのでしょうか。

いろいろと方法はありますが、基本的に「肉体的な老化」も「精神的な老化」も改善のためにやるべきことは同じです。

それは効果的なリハビリです。

「肉体はわかるけど、精神も？」と思われるかもしれません。

「健全なる精神は健全なる肉体に宿る」とよくいわれるように、身体機能の改善は、精神機能の改善につながります。

それは、リハビリをして自分の力で立ち上がれるようになった人や自力で歩行できるようになった人を見てきた者としての経験則から、確かなことではないかと考えています。

また、体を動かすことで、老化に対する不安が解消される、目標に向かって自分はできるという自信が醸成《じょうせい》される、生きがいと幸福感が高まるなどして、**「精神的な老化」を防げることは、多くの研究者によって証明**されています。

人生100年時代といわれるようになり、「老後」を長く過ごす可能性が高まってきました。

メットライフ生命が発表した「老後を変える全国47都道府県大調査2019年版調査」によると、男女ともに67歳くらいからを老後と考えているようです。

本当に**100年生きる時代となれば、33年は「老後」の期間**を過ごすことになります。

ほぼ人生の1／3という長い時間です。

その長い時間をどう生き、どう幸せに過ごすかは、現代を生きる私たちの人生にとって、とても大切なテーマではないでしょうか。

あなたは、なぜ今、この本を手に取って読んでいるのでしょうか？

「できれば、最後まで家族に迷惑をかけたくない」
「寝たきりで人生を終えたくない」
「いつまでも元気に旅行や買い物に行って、人生を楽しみたい」
「孫が結婚するまでは、元気でいたい」

このような、残りの人生、**さまざまな目標、やりたいこと、やり残したこと、願いが、皆さんにもある**からではないでしょうか。

それをできるだけかなえるためには、「肉体的な老化」そして「精神的な老化」を改善したり、遅らせたりすることが欠かせません。

人によってそのスピードに差こそあれ、**人間の肉体は、加齢によって必ず衰えていきます。**

今は大丈夫かもしれませんが、何も対策をしなければ、いずれ肉体が老化して思うように動かせなくなり、前述したような思いや願いが実現できなくなるかもしれないのです。

また、「精神的な老化」が進み、そのような思いや願いそのものが、あなたのなかから消え去ってしまうかもしれません。

そのままではなくしてしまう幸せを、人生という限られた時間のなかで、できる限り享受できるようにする。なくしてしまった幸せを取り戻すためのお手伝いをする。いうなれば、**幸せの再構築。それこそがリハビリを提供する私たちの役割**であると考え、これまで活動を続けてきました。

この本では、そんな私が行ってきた**リハビリを通して、心身の「老化を防ぐ方法」**を伝えていきます。

リハビリというと、どこかの施設で行われるイメージをお持ちかもしれませんが、今回は、肉体的・精神的な老化を予防・改善をするための**家で1人でもできる「セルフリハ」を紹介**しています。

「足腰が痛いし、体を動かすのはちょっと」という方に対しても、「これならできるのではないか」「これ以上体を衰えさせないためにも、ぜひ試してほしい」と思うリハビリを提案しています。

それぞれの心身の状態や生活環境に合わせ、できる範囲で試してみてください。何もしないのに、急に体が若返るということはありません。

また、食事に気をつけるだけでは、どうしても限界があります。

少しずつのリハビリの積み重ねが、半年後や1年後、そしてその先の未来を、よりよい方向へと導いてくれるはずです。

では、肉体と精神の老化を予防・改善して、皆さんが体をできるだけ不自由なく動かせ、いきいきとした気持ちで、**これからの人生でたくさんの楽しい思い出をつくるため**にはどうすればよいのか。

その方法をさっそくお話ししていきたいと思います。

理学療法士　上村理絵

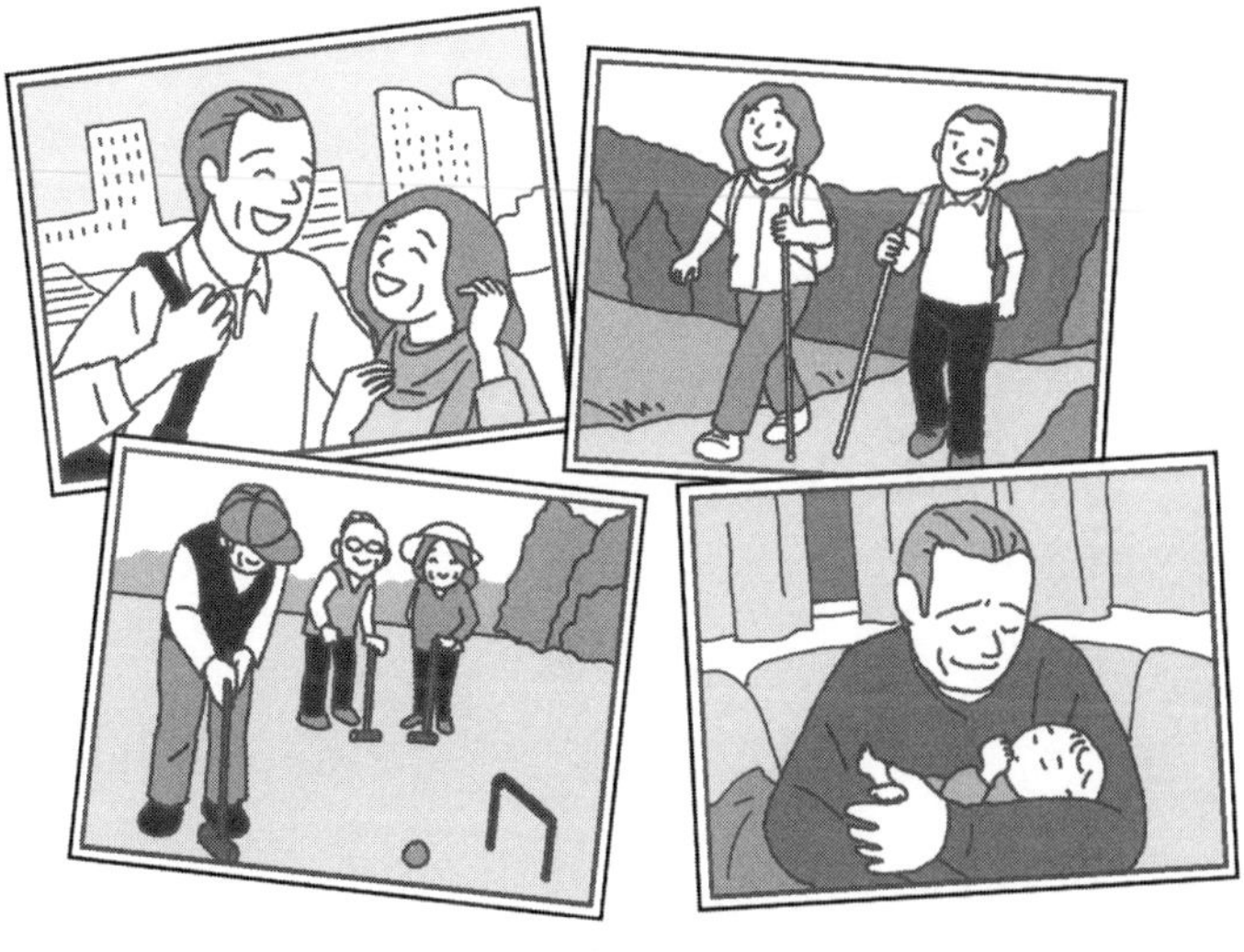

目次

第２章

「肉体」と「精神」の老化を防ぐためのリハビリとは

第３章

老化を防ぐための「セルフリハ」のやり方

第４章

勝手に老化が予防できる環境づくりとは

第５章

１００年時代をどう幸せに生き抜くか

※本書で紹介している介護保険などの制度は、2024年１月現在のものです。また、「セルフリハ」は、個人の体の状態や体質によって、効果は個人差があります

第1章

こうして、人は老いていく

「老化の個人差」が生まれる要因とは

同じ年齢だとしても、年齢を聞いたときに「この人若いな」と感じる人もいれば、「えっ意外と老けている……」と心のなかで思わずつぶやいてしまう人もいます。

この**「老化の個人差」は、年をとってからのほうが、開いていく**ように感じています。

皆さんも、同窓会や久々の友人にあったときに「老化の個人差」を感じるようになったのは、年齢を重ねてからのほうが多いのではないでしょうか。

では、この「老化の個人差」を生み出しているものは、なんでしょうか。

見た目の問題？

確かにそれはあるかも知れませんが、たとえば加齢で髪の毛が薄くなってきた人は、外見的には、老けて見えるかも知れません。

しかし、そうであっても、同窓会などでむしろ髪が薄くなってきたことをネタにして笑いをとって、積極的にコミュニケーションを取っている方は、見た瞬間は「老けている」と思うかも知れませんが、接していくうちに、「この人若いな」と感じるのではないでしょうか。

逆に、元気がなく「最近、つまらない」「楽しいことがない」と**後ろ向きのことばかり口にしている人は、老けて感じる**のではないでしょうか。

「老化の個人差」を生み出しているもの。それは「自分の存在を認め、自分は自分のままでいいと思えているか」どうかです。**心理学的な用語でいうと、「自己肯定感が高い」かどうか**です。

自分の存在を認め、自分は自分のままでいいと思えているからこそ、見た目が多少老けていたとしても、明るく、元気に、前向きに若々しく振る舞えることができます。

デイサービスの100歳の人気者

私たちのデイサービス内でいつもおしゃべりの中心になっているのが、花村さんという100歳のおばあちゃんです。

さすがに年齢が年齢ですから、体のさまざまな機能は、ほかの利用者さんと比べても、やや衰えている感は否めません。

ただ、それでも、「変なおばあちゃんだと思って、仲良くしてくださいね」「もう、皆さんよりは老い先短いんだから、精一杯生きなきゃね」などと、自分ができないことや年齢を「自虐《じぎゃく》ネタ」にして、いつも笑いをとっています。

そのため「あんな風に年をとれたらいいわよね」「私より若いわ」などと20歳以上離れたご利用者からも、憧れのような存在になっています。

「どうせ年をとった自分なんて、他人には迷惑」などと、恐縮して殻に閉じこもることなく、周囲の人たちと積極的に交流を図る姿には、私たちスタッフから見ても、とても若々しいパワーを感じています。

精神的な老化により失われるもの

年を重ねてくると、**自己肯定感が低くなる危険性が増してきます。**

それは、「精神的な老化」が進んでくるからです。

「精神的な老化」が進むと次のような症状になって表れます。

・好奇心が減ってきて、新しいことに挑戦しなくなった
・昔より、失敗を引きずってくよくよすることが増えてきた
・決まり切ったものしか食べなくなってきた
・外出することが減った
・人づきあいが極端に減ったり、他人への興味がなくなったりしてきた

・イライラすることが増えた
・アイデアが浮かびにくくなった
・どうせ自分にはできないと思って、あきらめることが増えた
・感動することが減った
・何をするにも面倒くさいと感じて、やる気が起きない

心当たりがある方もいらっしゃるのではないでしょうか。

3つ以上当てはまったら、「精神的な老化」が進んでいる可能性があります。

そして、「精神的な老化」が進むと自信が喪失されます。

そして、自己肯定感は、自信があるからこそ生まれます。

自分に対して、ダメだと思っている人間が、「自分の存在を認め、自分は自分のままでいい」とは思えません。

「精神的な老化」は60代になってから、急速に進んでいきます。

それは、脳の老化も影響しているとは思いますが、次の3つの変化が大きく影響していると考えられます。

1つは、「肉体的な老化」です。

体が思うように動かなくなったり、病気などで体が急激に衰えたり、もの覚えが悪くなったり、忘れっぽくなったりと、それまでできていたことができなくなることが増えていき、

「自分はすっかり老いてしまった。もうダメだ」

「なんで、こんなことになったのだろう」

という絶望感にさいなまれるようになります。

もう1つが**ライフスタイルの変化**です。

60代を過ぎると、ライフスタイルが大きく変化することが多いのも、原因の1つです。

結婚などで子どもが離れていくこともあれば、仕事が定年を迎えて、社会との接点が少なくなります。

そうなると、社会に自分の役割がなくなったかのように感じ、「自分なんて、もう社会に必要のない人間だ」と喪失感を覚え始めます。

そして、最後に**周りの環境の変化**です。

大事な人が亡くなったり、同年代の知り合いが大病を患ったりすることも増えるでしょう。

どうしても、そのような**暗いイベントと向き合わざるを得なくなります。**

そのような周りの環境の変化から、

「ずいぶんと年をとってしまった」

「次は自分かも」

といった不安感を抱くようになります。

このような絶望感、喪失感、不安感といったことが、**意欲や気力といった精神的な若さの源を奪っていき**、最終的には、自分に対して自信が一切持てなくなってしまう「精神的な老化」が進んでしまった状態になってしまうのです。

「自信の枯渇」が肉体に与える大きな影響

この「精神的な老化」が進み自信がなくなることで**厄介なのが、「肉体的な老化」へとつながっていく**からです。

自分が感じる主観的な年齢のことを、社会学、心理学などの用語で「主観年齢」といいます。

実は、自分は若いと信じている、主観年齢が若い人の方が、心身が衰えにくく、長生きできる傾向があることが、世界各国での複数の調査・研究によって明らかになっています。

たとえば、フランス・モンペリエ大学のヤニック・ステファン博士の研究チームは、合計1万7000人以上の中年・高齢者を追跡調査した3件の長期研究データを検証しました。

その結果、多くの人が実年齢よりも主観年齢の方が若いと感じる一方で、**実年齢よりも主観年齢の方が上だと感じる人たちは総じて健康リスクが高く、認知症にもなりやすい**ということが示されたのです。

また、「肉体的な老化」の改善も自信を持っている人のほうが早いです。

私たちの施設に通っていらっしゃる、鈴木さんは、40代で起業し、独立。その後、80歳前後まで、会長職などを務めておられました。

体に対しての意識も相当に高く、若いころからスポーツジムに継続的に通っていらっしゃったような方です。

脳卒中を患ったのですが、自分は絶対によくなると、精力的にリハビリに打ち込まれています。


そんな彼は、自分が93歳にもかかわらず、70代、80代の方の様子を見ながら、「あのおじいちゃん、大丈夫かなあ」、「あのおばあちゃん、かわいそうだなあ」などと口にされます。

つまり、鈴木さんはご自分の主観年齢を70代、80代の方たちよりも若いと感じておられるのでしょう。

実際、脳卒中が原因のまひからの改善を目指し、前向きにリハビリに取り組む鈴木さんの姿は、93歳という実年齢を感じさせないものです。

今の自分を知ることが、肉体と精神の老化を防ぐ第一歩

ですが、闇雲《やみくも》に、自分は若いと自信を持つことは危険です。

一般的に人間の筋力は20歳をピークに下降線を描くといわれていますが、次ページのように、60歳前後で筋力がガクンと急降下する時期があるのです。人は必ず年をとり、そのなかで何かを失うのは避けられないことです。

どんな強靭《きょうじん》な肉体をもつアスリートや、高額な医療サービスを受けられるお金持ちでも、それは変わりません。

筋肉は、加齢とともに、急激に落ちていく

【男性】

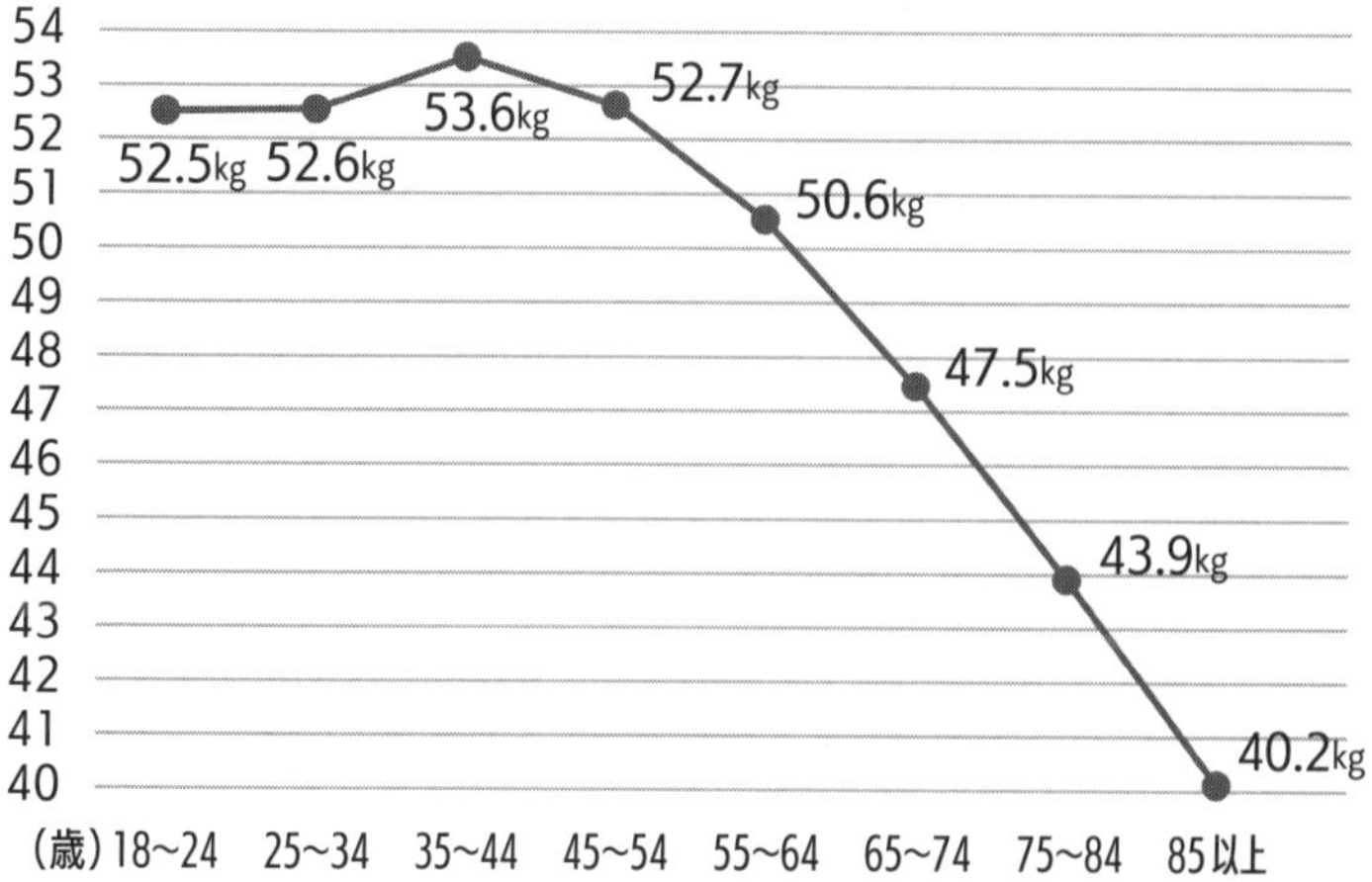

【女性】

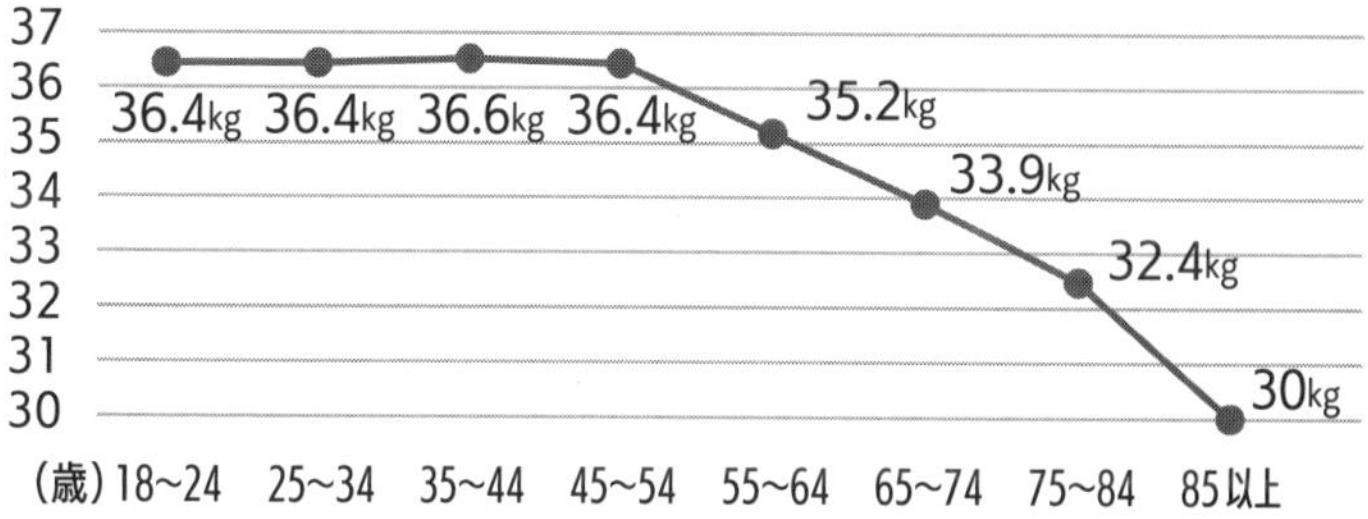

出典：老年医学会「日本人筋肉量の加齢による特徴」日老医誌 2010；47：52—57

始皇帝をはじめ、ニュートン、ナポレオンなど、数多くの偉人たちが不老長寿を追い求めてきたという逸話は、古今東西、数多く残されています。

しかし、科学、医療がこれほどまでに発達した現代になっても、不老長寿の夢はかなえられていません。

少なくとも今、この書籍を読んでいる皆さんが生きている間に、不老長寿が実現することはないと思います。

いつまでも**若々しくいたいという思いはとても大切ですが、昔と同じ肉体でいることは、残念ながらかなわない**。

つまり、誰もが若いときよりも、肉体が衰え、無理がきかなくなるのです。

転倒したり、思ったよりも歩けなかったりして老いを感じる瞬間は、必ず誰にでもやってきます。

そのときに、根拠のない自信を持っていると、ちょっとしたことでも「自分は若いと思っていたのに」と感じて落ち込み、ブラックホールに吸い込まれるかのごとく、一気に自信がなくなる可能性があるからです。

また、子どもの運動会で久しぶりに走ってケガをする人のごとく、無茶をしすぎて、ケガをしやすいということがあります。

自分の肉体の現状を理解して、その上で「まだまだ大丈夫」と自信を持つことが大切なのです。


突然ですが皆さん、次ページを見てください!

これは、**今の体が自分の年齢よりも元気なのか、それとも衰えているのか、およその目安がわかるテスト**です。

決して無理はしないでくださいね。

30秒がつらければ、途中でやめていただいても構いません。

終わったら、39~40ページの表で、年齢とできた回数が当てはまるところを探して、今の自分の状態を確認してみましょう。

年齢よりも老化しているかどうか、これでチェック!

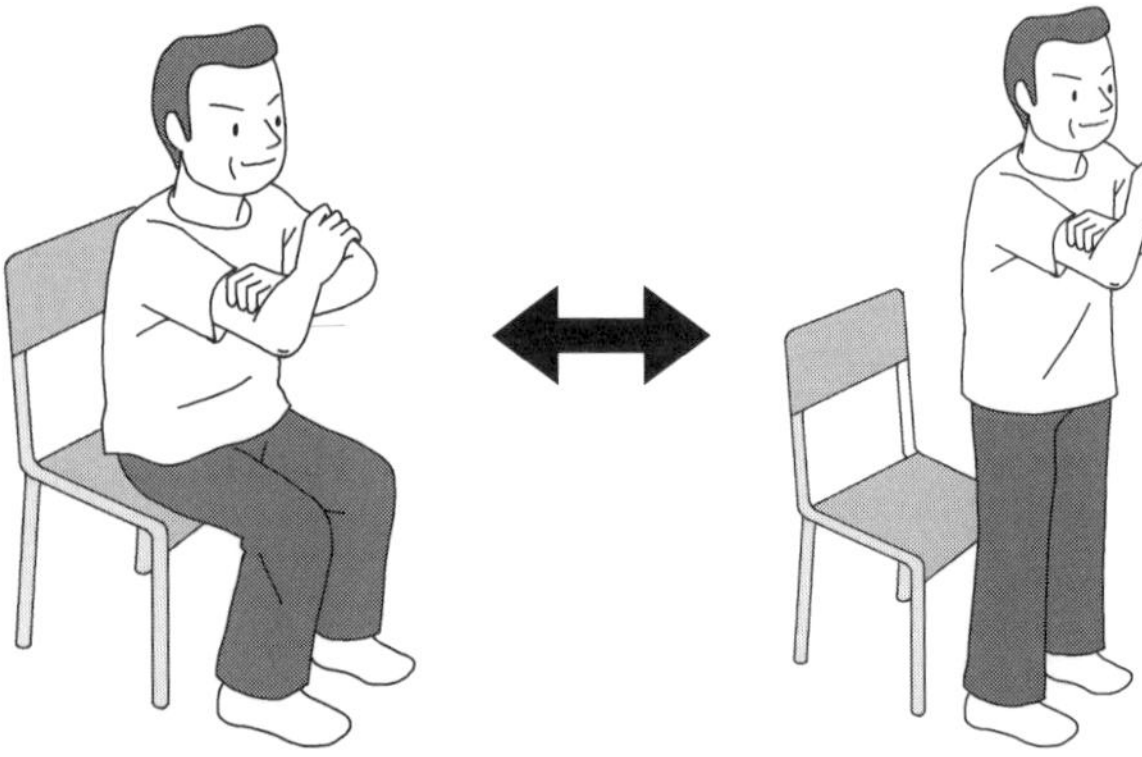

①座面の高さが40cm程度のイスに浅く、足は肩幅程度、少しかかとを後ろに引いて座る

②座った姿勢からスタートして、背中と両膝が完全に伸びきるまで立ち上がって1回、座面にお尻が触れたら1回と数えて、30秒間に何回できるかをカウントする。決して無理はしないように

⇦ 結果は次のページで!

＼ 自分の状態をここでチェック！ ／

【男性】

年齢＼評価	劣っている	やや劣っている	普通	やや優れている	優れている
20〜29歳	〜22	23〜27	28〜32	33〜37	38〜
30〜39歳	〜20	21〜25	26〜30	31〜36	37〜
40〜49歳	〜19	20〜24	25〜29	30〜35	36〜
50〜59歳	〜17	18〜21	22〜27	28〜31	32〜
60〜64歳	〜13	14〜19	20〜25	26〜31	32〜
65〜69歳	〜13	14〜17	18〜21	22〜25	26〜
70〜74歳	〜11	12〜15	16〜20	21〜24	25〜
75〜79歳	〜10	11〜14	15〜17	18〜21	22〜
80歳以上	〜9	10〜13	14〜16	17〜19	20〜

⇦ 女性は次のページをチェック

【女性】

評価／年齢	劣っている	やや劣っている	普通	やや優れている	優れている
20〜29歳	〜17	18〜22	23〜28	29〜34	35〜
30〜39歳	〜17	18〜23	24〜28	29〜33	34〜
40〜49歳	〜16	17〜22	23〜27	28〜33	34〜
50〜59歳	〜15	16〜19	20〜24	25〜29	30〜
60〜64歳	〜13	14〜18	19〜23	24〜28	29〜
65〜69歳	〜11	12〜16	17〜21	22〜26	27〜
70〜74歳	〜9	10〜14	15〜19	20〜23	24〜
75〜79歳	〜8	9〜12	13〜17	21〜18	22〜
80歳以上	〜8	9〜12	13〜16	17〜19	20〜

出典：中央労働災害防止協会、天理大学体育学部体力学研究室中谷研究室

もう1つ、試していただきたいことがあります。

次のイラストのように、起立をした状態でゆっくりと腕を上げてください。

無理はしないで、きつくなったら、そこで止めてください。

自然と上げて、腕が耳に付きますか？

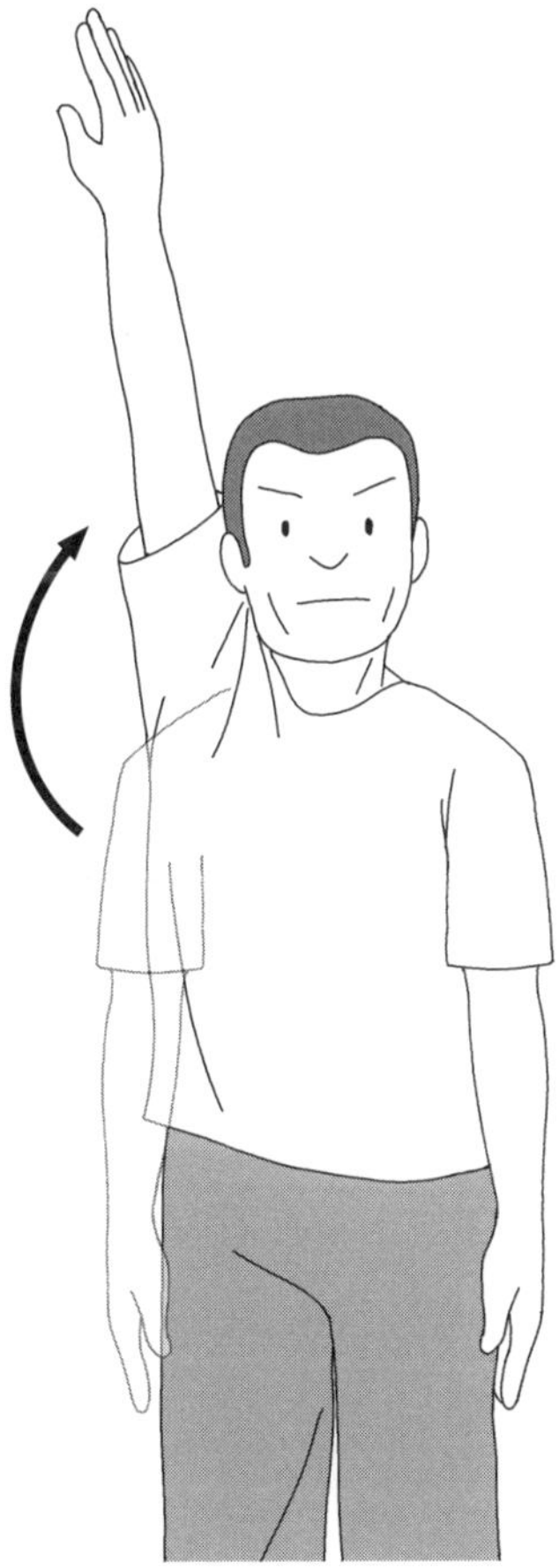

付かない方は、肩甲骨《けんこうこつ》の柔軟性が衰えています。

洗濯物を干したり、荷物の上げ下げをしたり、上着の着脱やベルトをつけたりするときなどに苦労をしていませんか？

肩甲骨の柔軟性が低下すると、肩や首がこりやすく痛みも出やすかったり、姿勢が悪くなって猫背になりやすかったりします。

いきなり体を動かして、体の状態を確認していただきましたが、いかがだったでしょうか？

「意外とまだ俺も大丈夫だな」と胸をなでおろした方もいらっしゃれば、「全然できなかった、俺も年をとった」と暗い気持ちになった方もいらっしゃるのではないでしょうか。

できなかったからといって、決して悲観しないでください。

「このままでは危ないですよ!」と、脅かすために試していただいたのではありません。

繰り返しますが、**今の自分の体がどのような状態か知ることが大切**です。

「肉体的な老化」はトレーニングで、若い頃と同じというのはムリかも知れませんが、年齢の基準ぐらいには、改善できるからです。

「はじめに」で紹介した中村さんも、「昔のように歩けなくなった」ということに囚われて悲観的になっていたら、甲子園で高校野球を観戦することは二度とできなかったでしょう。

「車いすや家族のサポートがあれば観にいけるようになる」という「できるようになること」に目を向けて、リハビリに励んだからこそ、一生の思い出ができたのです。

寝たきりになるのは、本当に仕方がないことなのか

「肉体的な老化」の終着点が寝たきりです。

2020年の介護保険事業状況報告（厚生労働省）によると、施設に入所している寝たきりの方は300万人以上。自宅などで寝たきりになっている人を含めれば、その数はさらに増えるといわれています。

実は、このような国は珍しく、少し昔のデータにはなりますが、介護施設の利用者の80歳以上の寝たきり率は、介護制度が充実している北欧の国**スウェーデンに比べ9・7倍、アメリカと比べても6・3倍。**

非常に高くなっています。

寝たきりになれば、人生を楽しめることが極端に減ってしまいます。

だからこそ、寝たきりになる人を1人でも多く減らすのと同時に、その期間をできるだけ短くしたいという思いを持って、私たちは活動をしています。

では、なぜ、日本では寝たきりの人がこれほど多いのでしょうか。
それは**寝たきりに対するあきらめの文化が根付いてしまっている**からというのが、私の考えです。

「年が年だから、寝たきりになるのも、しようがないよね」

私たちの施設のご利用者やそのご家族ではなく、特にケアマネジャー（介護保険を導入した際、介護プランなどを立ててくれる専門家）から、こんな言葉をよく聞きます。

そこで、私は必ずこう言うのです。

「いや、いや、いや。そんなことはないですよ。**90歳の方でも、ある程度の負荷をかけて、ちゃんとトレーニングをすれば、筋力は維持できます**から、寝たきりになるとは限りません」

そもそも、**寝たきりは病気ではありません。**

ケガや病気がきっかけで寝たきりが始まることはあっても、寝たきりそのものは病気ではなく、あくまでも衰弱の1つの形態です。

ここが寝たきりの分かれ道

ケガや病気が快方に向かえば、寝たきりを改善することも、その後に寝たきりを予防することも十分に可能だといえます。

しかも、それは、**単純に年齢で決まるものでもありません。**

たとえば、先ほど紹介した鈴木さんは、今年の初め、脳卒中を患いました。病状が落ち着いてからも体にまひが残り、2月からの3カ月間は歩こうとしても転倒ばかりしていたそうです。

実際、私たちの施設に通い始めた当初は、「こんなんじゃあ、もう俺、歩けないな……」などと、弱音を漏《も》らされることもありました。

しかし、もともとジムで体を動かすことにも慣れており、熱心にトレーニングマシンなどで機能向上訓練を続けた結果、普通に歩くことのできる日がずいぶんと増えたのです。

「こんなんじゃあ俺、歩けないな……」と感じていらっしゃったときに、以前と同じように歩けるようになることをあきらめて、機能向上訓練に取り組まず、外出を控えてばかりいたら……。

鈴木さんは、体のバランス感覚を取り戻すことなく、筋力は衰える一方で、今ごろは普通に歩けるどころか、ほとんどの時間をベッドの上で過ごしていたかもしれません。

現在の鈴木さんの姿を見れば、普通に歩けるようになるか、寝たきりに近づくかの分かれ道で、彼が最善の判断を下されたのだとわかります。

「老化」と「加齢」は別物

寝たきりになるのは、決して「年だから」ではありません。

そればかりでなく、最近では、**「年だからといって、必ずしも老化するとは限らない」**ということさえ、明らかになりつつあるのです。

「筋肉量を測定してみたら俺、30代並みの筋肉量だって。もう50代なのに、すごくない？」などと、自分の測定結果に気をよくした経験はありませんか？

あるいは、周囲の人から、「私、まだ30代なのに、血管年齢を測ってみたら、60代って言われたんだけど。ひどくない？」といった言葉を聞かされた経験がある方もいるかもしれません。

一言でいうと、前者は老化が進んでおらず、後者は老化が進んでいるということになります。

つまり、**老化は「可逆的」**、わかりやすくいうと、一定に進むとは限らず、場合によっては後戻りすることができるもので、その人の努力次第で進んだり、進まなかったりする現象なのです。

「でも、実際に、年はとりますよね？」

確かに、人は生まれてから亡くなるまで、一定の方向に年をとっていきます。年をとること、**「加齢」は「非可逆的」**で、いくら努力しても、たとえ1歳でも年が減ることはありません。

つまり、まず、**「老化」と「加齢」を別物として考える必要がある**のです。

「加齢」は避けられない一方で、「老化」は予防したり、進行を遅らせたりすることが可能です。

そして、「老化」することを最後まであきらめなければ、回避できる寝たきりもたくさんあると感じています。

ウォーキングだけでは、「寝たきり」は防げない

では、寝たきりにならないために、「肉体的な老化」を予防、改善するために何をすればいいのでしょうか。

「いつまでも元気な体づくりで何をやっていますか?」という質問をしたときに、**真っ先にあがるのがウォーキング**です。

スポーツ庁が発表した、令和元年度「スポーツの実施状況等に関する世論調査」でも、60代、70代の高齢者が「初めて、もしくは久しぶりに再開した運動」の1位は「ウォーキング」でした。

皆さんのなかでも、「1日8000歩を目標に歩くようにしている」という方は少なくないのではないでしょうか。

しかし、残念なお知らせがあります。

項目のタイトルにもあるように、ウォーキングだけをしていても、寝たきりは予防できません。

もちろん、ウォーキングにもメリットはあります。

健康長寿のために、ウォーキングをすること、できるだけ電車やタクシー、車などの移動手段を使わないようにしたり、なるべく階段を使ったりすることはとても大切です。

ただ、**ウォーキングで鍛えられるものと、寝たきりを予防するために鍛えなくてはならないものが違う**のは事実です。

ウォーキングで鍛えられるのは、主に心肺機能です。

心肺機能が鍛えられると、身体活動量の増加につながり、血液の循環がよくなることで、結果として生活習慣病の予防に役立つと考えられています。

生活習慣病を予防するのはもちろん大切なことですが、極端にいうと**寝て起きる動作に心肺機能は、さほど関係ありません。**

また、一口に筋肉といっても、種類があります。

私たちが一般的にいうところの筋肉は、筋繊維という非常に細かい束が集まり、構成されています。

そして、その筋繊維は、その特性によって、速筋繊維と遅筋繊維の大きく2種類に分かれており、どちらの筋繊維が多いのかは部位や人によって異なります。

速筋繊維は、収縮するスピードが速く、大きな力を発揮できる反面、持久力は低いです。

そして、鍛えることで、太くなります。

もう1つの遅筋繊維は、速筋繊維に比べて、筋肉の収縮するのが遅く、力が弱い一方、持久性に優れています。

思い浮かべてください。

陸上競技の100m走の選手とマラソンの選手、どちらの足が太いでしょうか。

100m走の選手ですよね。

それは、前者がスピードを求め、主に速筋繊維をトレーニングで鍛えているのに比べ、後者は持久力を求め、トレーニングで主に遅筋繊維を鍛えているからにほかなりません。

前置きが長くなりましたが、**ウォーキングで鍛えられるのは遅筋繊維**です。

さて、ベッドから起き上がるときの動作を思い出してください。

一瞬で体を起こすには、瞬発的な動きが必要になります。

だから、ウォーキングでは、寝たきりは予防できないのです。

また、**年齢を重ねるとともにより落ちやすくなるのは速筋繊維**といわれています。

「肉体的な老化」を予防するという観点からすれば、ウォーキング以外の運動が必要なのは明らかです。

では、「肉体的な老化」を予防するには、どこをどう鍛えればいいのか。それを効果的に行うことを目的にしたのが、私たちの行っているリハビリです。

今回、家で1人でもできるリハビリを第3章で紹介しているので、ぜひ参考にしてみてください。

リハビリが「肉体的な老化」と「精神的な老化」を解消する理由

そして、リハビリで「肉体的な老化」を解消することは、「精神的な老化」の改善にもつながります。

先ほど「肉体的な老化」が「精神的な老化」を進ませ、「自信の枯渇」を生み出す1つの要因だと説明しました。

つまり、自分の思い通りに動けなくなったのがきっかけで自信が減っていき、その影響で自己肯定感が低くなったのなら、**自分の思い通りに動けるようになれば、人としての自信をもう一度取り戻せます。**

ここで注意してほしいのは、「自分の思い通りに動けるようになる」ということが、ケガや病気する以前とまったく同じレベルまで身体機能を改善するという意味に限らないということです。

いきたいときに、自分でいきたいところに移動できる。食べたいときに、人の助けを借りずに食べられる。ものを使いたいときに、多少時間がかかっても、必要なものを自分で手に取れる。

たとえ、体のどこかが十分に動かなくても、体のほかの部位や福祉用具などを使うことで、自ら選択して行動することが可能になるケースは少なくありません。

そして、自ら選択して行動できる、言い換えれば、**自立しているという実感が抱ける場合には、人は尊厳を保つことができ、自信を持って生きられる**のです。

食べる順番さえ思うままにならないのに自信は持てない

逆のケースを考えてみると、わかりやすいかもしれません。

たとえば、介護施設に入所して、ベッドで食事をとるようになると、食事の献立、時間はもちろん、食べる順番まで、他人の決定に従わざるを得ないことがあります。

施設のスタッフが、お盆の上のおかずやデザートをスプーンで口まで運んでくれる。その際、「次はどれが食べたい？」などと尋ねてくれるスタッフはほとんどいません。

こちらの意思にかかわらず、半ば機械的に食べ物を口のなかに詰め込まれ、食べる順番さえ、自分の思うままにならない……。

そんな生活をしていたら、人として自信を持って生きていくのは難しいのではないでしょうか。

これは少々極端な例だとしても、「娘の都合に合わせないと、買い物にいけない」、「自分が用を足したいタイミングでトイレにいけない」など、自分で行動を選択できない悩みや葛藤については、私たちの施設のご利用者からもよく耳にします。

そうしたなかで、機能向上訓練やそのほかの手段によって、自分で行動を選択できるようになると、皆さん、本当に喜ばれます。

それまでとは見違えるように表情がいきいきとして、前向きな発言がぐっと増えてくるのです。

それだけ、**「やりたいときに、やりたいことをやれる」ことは、人生の幸福の大きな比重を占めている**のでしょう。

大切なのは、体を動かせるようになることではなく、やりたいときにやりたいことをやれるようになることです。

それをサポートするのがリハビリの役割だといっても過言ではありません。

リハビリが自信を養う

また、自信を持つうえでは、欠かせない要素があります。

成功体験です。

成功体験といっても、驚くような大偉業を成し遂げる必要はありません。

むしろ、**小さい成功体験を継続的に積み重ねていくほうが、失敗して落ち込むこともない**ので、望ましいともいえます。

さらに、その小さい成功体験は「自己効力感」を生み出します。

「自己効力感」とは、自分ならできる、目標を成し遂げられると思う力です。
新しいことに一歩踏み出す力ともいえるでしょう。

自己効力感が高いと、目標を達成する自信が増し、それによって自己肯定感が向上するという好循環が生まれます。

そして、**小さな成功体験を積み重ねて、「自己効力感」を高める**のに有効なのが、運動であり、リハビリです。

与えられたメニューを達成した、回数を1回増やすことができた、それが成功体験につながるのです。

その後、徐々に体が変化してくることを感じてもらえたら、実感値の高い成功体験になり、より自己効力感を高めてくれるでしょう。

実際、**運動と自己効力感に相関関係があることは、多くの研究者によって証明されています。**

自己効力感が高まれば、運動だけでなく、○○をしてみたいという気持ちも呼び起こされて、**活発な若々しい人生を送れる**ようになり、「精神的な老化」の予防、改善に大いに役立ってくるはずです。

歩行困難だった人が、「思い出の地へもう一度行きたい」という願いを持って、よりいっそうリハビリに打ち込み、ゆっくりでも歩けるようになったことで、願いを叶えたケースもありました。

また、家族に無理やり連れてこられて、「私なんて、後はもう死ぬだけですよ」と最初は言っていた方が、徐々に体が動くようになり、孫の中学校の入学式に参列することができ、**「一生の思い出になった」**ととびきりの笑顔で報告してくださったこともあります。

このような話を聞くたびに、私たちの自己効力感も高まり、よりよいリハビリを提供したいという思いをさらに強くする効果さえ生まれているのです。

肉体と精神の老化は、認知機能の低下にもかかわる

もの忘れが増えてきた、今日あったことを思い出せない。

年を重ねてくると、認知機能が低下し、このようなことが起こってきます。

もしも認知症だったら、どうしよう。

こんな**認知症への不安が、「精神的な老化」へとつながっていきます。**

これまで、「肉体的な老化」と「精神的な老化」が相互に関係しあうことを説明してきましたが、「肉体的な老化」の改善で得られる効果は、まだあります。

「肉体的な老化」を改善することで、認知機能の低下を防ぐこともできるのです。

「認知機能」という言葉には扱う分野によってさまざまな意味がありますが、高齢者の健康に関して用いられる場合には、主に記憶、計算、判断、理解、学習、思考、言語など、脳の高次の機能を表します。

この**認知機能と身体機能は、相互に密接に関連している**のです。

米国・ボストン大学の研究チームが、認知症や心疾患のない2770人の男女を平均年齢48・7歳のグループと同71・3歳のグループに分けて、調査を行いました。

その結果、いずれのグループでも、ウォーキングなど、中〜高強度の身体活動を**1日10〜20分行っている人は認知機能が良好**であるとの傾向が見られたのです。

また、平均年齢48・7歳のグループでは、中〜高強度の身体活動をわずか10分行っているだけでも、言語記憶の良好さが示されました。

WHOガイドライン「認知機能低下および認知症のリスク低減」においても、身体的な活動と脳の健康との関連が認められています。

追跡期間が10年を超える大規模な研究により、身体活動をする人は、しない人に比べて、認知機能低下、認知症、血管性認知症、アルツハイマー病などの発症リスクが低かったことが報告されているのです。

運動を行うには、もちろん、それだけの身体活動を可能にする機能が維持されていなければなりません。

つまり、身体機能が低下すれば、それにつれて認知機能も低下することが避けられないのです。

認知機能を正常に保ち、さらに向上させるためには、身体機能の維持に努めること、すなわち「肉体的な老化」を止めることが大切になってきます。

歩くのが遅い人は、認知症の発症リスクが高い

一方、認知機能に問題が生じたときには、身体機能にどのような影響があるのでしょうか。

認知機能が低下すると、物事を自分で管理するのが難しくなります。それまでの生活習慣を守るのも容易でないため、活動量を維持できず、身体機能も低下するのが一般的です。

さらに、**認知機能の低下は、身体機能の低下**に直接結びついていきます。

なぜなら、人は、体を動かすときには、認知機能と身体機能を同時に働かせているからです。

一例として、「歩く」ということについて、考えてみましょう。

「歩く」という行為には、注意力、実行力、空間認識力などが必要とされます。

そのため、認知機能が衰えている場合には、歩くことに何らかの影響が表れるのです。

実際、世界の複数の国・研究機関の調査によって、**認知機能が低下している人は歩行速度が遅くなる**ことが明らかにされています。

あわせて、**歩行速度が遅くなっている人は、遅くなっていない人に比べて、認知症の発症リスクが高い**との研究結果も示されています。

歩行という最も基本的な動作にさえ、認知機能の低下がこれだけの影響を与えるのです。

より複雑な動作での影響の大きさは、あらためていうまでもありません。認知機能が低下すれば、身体機能は十分に働かず、活動の強度は下がり、その量も減ってしまいます。

そうなると、身体機能も必然的にさらに低下してしまうのです。

繰り返しますが、認知機能と身体機能は相関関係にあり、一方が低下したときにはもう一方もまた低下する可能性が非常に高くなります。

認知機能を下げないためにも、身体機能を改善するリハビリにぜひ取り組んでほしいのです。

服をしまった場所が思い出せないのは認知症？

さて、前の項目で、「もし、認知症だったらどうしよう」という不安が、「精神的な老化」を進行させるきっかけになるといいました。

2025年には、5人に1人が認知症になる。

そんな予測データがあり、さかんにさまざまなメディアが警鐘を鳴らしていると、ちょっとしたことでも気になって、不安が生じてしまいますよね。

そこで、この章の最後に、認知症と認知機能の低下についてお話ししたいと思います。

さまざまな認知機能のうち、記憶力に関しては、18歳前後をピークに加齢とともに衰えていきます。

40代後半ぐらいになると、多くの人がもの忘れを経験するようになり、記憶力に加え、視力、計算力、集中力、注意力などの認知機能の衰えを感じるようです。そのため、なかには「自分は認知症では?」と疑いを持つ人もいるかもしれませんが、老化によるもの忘れと認知症は根本的に異なるものです。

次ページの図版を見てください。

老化によるもの忘れと、認知症によるもの忘れには、次のような大きな違いがあります。

たとえば、**夕食に何を食べたか覚えていないというのは、認知症の症状ではなく、単なるもの忘れ**です。

老化によるもの忘れと
認知症のもの忘れの違い

老化によるもの忘れ	認知症のもの忘れ
体験の一部分を忘れる	体験全体を忘れる
ヒントを与えられると思い出せる	ヒントを与えられても思い出せない
時間・場所などの見当がつく	時間・場所などの見当がつかない
日常生活に支障はない	日常生活に支障がある
もの忘れしていることの自覚がある	もの忘れしていることの自覚がない
	新しい出来事を記憶できない

※参照：「認知症ケア法ー認知症の理解」（厚生労働省）

この場合、自分が夕食をとったことは覚えており、自分が忘れているという自覚があります。

記憶の一部だけを思い出せないということは、老化によるもの忘れでは珍しくありません。

それに対して、夕食をとったこと自体を覚えていない、**自分が体験した出来事を丸ごと忘れてしまうのは、認知症の典型的な症状**です。

認知症の人は、食事をしたこと自体を覚えていないので、「なんで食事をさせてくれないのか」と怒ったり、何度も食事を催促したりすることがよくあります。

こうした行動をとってしまうのは、認知症の中核症状の1つ、「記憶障害」によるものです。

これが認知症の中核症状

皆さんは、服を着ようとして、着られずに困ったことはありますか？

おそらく、そんな経験はないでしょう。

むしろ、ほとんど無意識のうちに衣服を身に着けているという方が多いのではないでしょうか。

ところが、**認知症を患っている人のなかには、服の着方さえ、わからなくなってしまう人もいる**のです。

衣服をたんすから取り出す。

この時点では、衣服が必要で、また衣服が置いてある場所もわかっています。

それなのに、いざその服を身に着けようとすると、手足のまひなどはないにもかかわらず、首を通すところに腕を通してしまうなどして、いつまでたっても着ることができないのです。

このように、運動機能に問題がないのに、いつもの動作や行動などが目的通りに行えなくなることを「失行」といい、認知症の中核症状の1つとされています。

記憶障害、失行のほか、認知症の中核症状には、次のようなものがあります。

・見当識障害……時間、場所など、自分の置かれている状況がわからなくなる
・理解・判断力の低下……物事を理解するのに時間がかかり、適切な判断が下せなくなる
・実行機能障害……計画的に物事を進められなかったり複数の動作を同時にこなせなかったりする
・失語……文字の読み書き、会話が困難になる
・失認……自分の体の状態やものの存在、自分とものとの位置関係などがわから

なくなる

これらの症状は、老化による脳の機能の低下では見られません。

老化による脳の機能の低下と、病気である認知症とは、はっきりと分けて考える必要があります。

ちょっとしたことが思い出せず、「ボケが激しくて、認知症気味なのかしら」と自虐的にいう方がよくいらっしゃいます。

それが冗談ならともかく、本当に心配であれば、もの忘れのタイプをチェックして、**いたずらに怖がらないでください。**

逆に、認知症が疑われる兆候があれば、できるだけ早く専門的な医療機関に相談するようにしましょう。

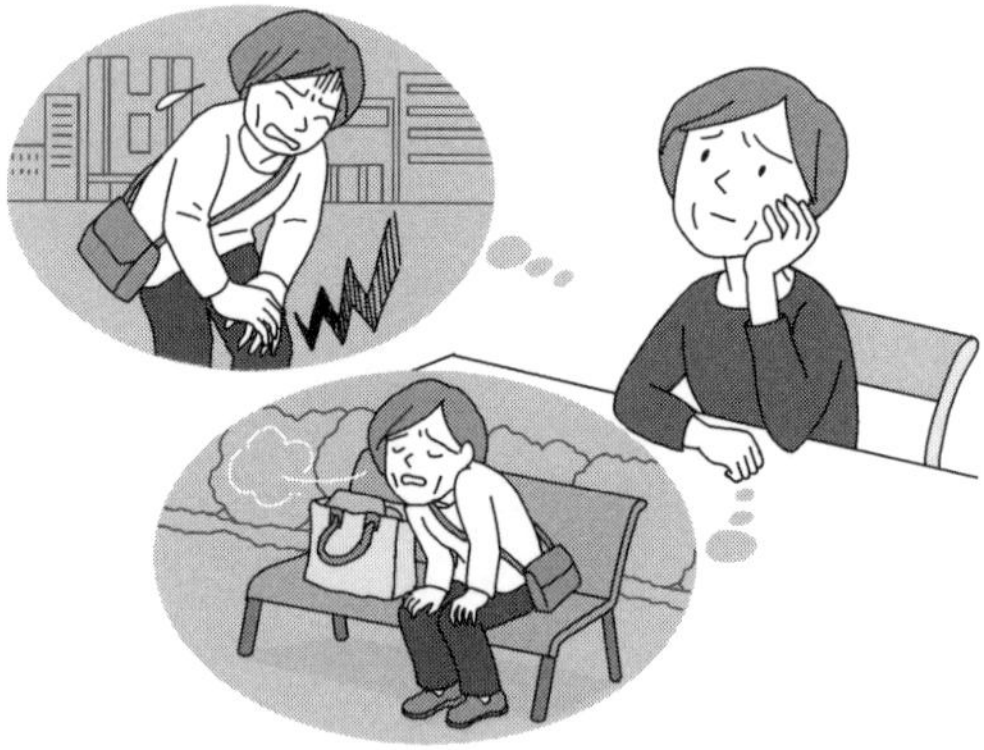

第２章

「肉体」と「精神」の老化を防ぐためのリハビリとは

リハビリの目的は、健康のために筋肉をつけることではない

リハビリ特化型のデイサービスのリタポンテでは、トレーニングマシーンを導入して、まるでジムのような雰囲気です。90代の方がガシガシとマシーンを動かしている姿に、初めて訪れた人は驚かれるかもしれません。

設備はほぼ同じですが、**ジムで行うトレーニングとリハビリとでは大きな違いがある**と考えています。

それは、トレーニングをする目的です。

ジムでのトレーニングは、健康のために、または自分の体型を整えるために、筋肉をつけることを目的としています。

一方、筋肉をつけることや身体機能を鍛えることは、あくまでリハビリの真の目的を達成するための手段の1つです。

では、歩行困難に陥った人を歩ける状態までもっていくなどといった、身体機能の改善を図る、つまり「肉体的な老化」を改善することでしょうか。

確かにそのためのトレーニングもリハビリだといえますが、これは最終的な目的を達成するための通過点でしかありません。

リハビリの本来の目的は、身体機能を改善した後にあります。

歩行機能が衰えた人を例に挙げるなら、歩行機能が改善して何をしたいのか。日課だった散歩にいきたいのか、旅行にいきたいのか、そういった個人がやりたいのにやれなかったことを可能な限り実現するのが、リハビリの目的です。私たちの施設に体験で来ていただいた方には、まずどこを改善したいのか、そしてそれが改善したらどうなりたいのかを詳しく聞きます。

とはいっても、リハビリは万能ではありません。

病気などで肉体が弱りきっていて、自分の足で散歩や旅行にいきたいという、その人の思いまではどうしても届かないケースもあります。

そんなときは、**その人の肉体の状態に合わせて、別の目的を探す**ようにするか、自分の足でダメなら、車いすを利用したり、誰かに介助してもらったりするなど、**方法を変えて提案**をします。

そして、その大きな目的を達成するために、「まずはふらつかずに、家の中を歩けるようにしましょう」などといった、細かな目標を設定していくのです。

ここは一番大事なところなので、より丁寧に説明していきます。

なぜなら、「精神的な老化」を改善するには、第1章で説明したように、**成功体験を積み重ね、自己効力感を醸成して、自己肯定感を高めるという過程が必要**だからです。

その人が納得した目的がしっかりと設定できないと、「精神的な老化」を改善する効果は薄れてしまいます。

「セルフリハ」をやる前にすべきこととは

この本を読んで、肉体と精神の老化を予防するためにまず行うのは、第3章で紹介する「セルフリハ」を試すことではありません。

あなたが老化を予防・改善して、これからの人生でしたいこと、やりたいことは何か、やり続けたいことは何かを、どんな細かいことでも構いませんから、思い浮かべて、紙に書き出してみることです。

「いつまでも健康でいたい」という漠然とした目標ではなく、

年に何回かは、孫に会いにいきたい。
子どもと同居せず、思い入れのある家で一生過ごしたい。
日課の散歩は、死ぬまで続けたい。

といった、**具体的に自分が行動している姿が目に浮かび、かつ健康な肉体があれば実行できそうなもの**を挙げてください。

そして、そのなかで、これならできるかもしれないと思うものを最初の目的に据えるのです。

目標には、はしごではなく階段で登る

次に、目的を達成するために「セルフリハ」を1日おきに行うというような目標を設けましょう。

成功体験をより見える化するために、目標を達成したら、貯金箱にお金を入れるなどと決めるのも、1つの方法です。

ただし、ここで、注意しなければならないことがあります。

「必ず毎日やる」、「書かれている回数の2倍やる」など、守れるかどうかがギリギリのラインだったりあまりに高望みした目標を設定したりするのは避けたほうがよいでしょう。

最初は、無理なくできそうな目標を設定して、達成できたら、徐々に回数などを増やしていってください。

なぜなら、ここで**大切なのは、成功体験を積み重ねること**だからです。

できないことが積み重なると自己肯定感が下がり、逆に「精神的な老化」を招く事態になりかねません。

はしごで一気に登ろうとするのではなく、階段で徐々に高みを目指すイメージです。

このように、**まずは「目的」と「目標」を決める。**

「セルフリハ」を実行するのは、その後です。

老化改善の道標になる「なりたくない自分メモ」

「あなたのこれからやりたいことは何でしょう?」

どうでしょう。先ほど投げかけたこの質問に、ぱっと答えを思いついて、書き記すことができるでしょうか。

いざ**「やりたいこと」を文字にしようとする**と、「本当にこれがやりたいことなのか」「やりたいといってできるのだろうか」などと、さまざまな思いが頭に浮かんでしまって、考えがまとまらず、**「なかなか書けない」という人もいる**でしょう。

「何がしたいですか?」をヒアリングするとき、手を変え品を変え質問して、やっと回答が導き出されることが少なくありません。


なかなか書けないという人に、**とっておきの秘策**があります。

それが88ページに書き方の例を載せた「**なりたくない自分メモ**」です。

どんな紙でも構いませんから、その真ん中に線を引き、**将来、こうはなりたくない、こういうことができなくなるのは嫌だ、心配だ、不安だということを、線の左側に羅列《られつ》**してみてください。

庭の桜が咲くのを見られなくなるのは嫌だ。

友人の○○さんとおしゃべりできなくなるのは嫌だ。

どんな些細《ささい》なことでも構いません。


人間に本来備わっている危機管理能力のなせる技なのでしょうか。

「○○は嫌だ」ということは、なぜか、意外と思い浮かぶものです。

羅列できたら、次は、その**挙げた「嫌だ」「心配だ」「不安」だと思うことを打ち消す表現に変えて、線の右側に記入**していきましょう。

やりたいことリストの出来上がりです。

そのなかから、これならできそうと感じることで、かつ健康な肉体があればできるというものを「目的」にするのです。

こんなことが「目的」でいいのかと不安に思う人もいるかもしれません。

でも、それでいいんです。

大切なのは、「目的」を達成し続けて、「精神的な老化」を防ぐことなのですから。

「なりたくない自分メモ」の活用例

なりたくない自分	なりたい自分
買い物にいけなくなる	買い物にいきたい
友だちと食事にいけなくなる	友だちと食事をしたい
おむつは使いたくない	トイレは自分でいきたい
朝の散歩ができない	朝の散歩は続けたい
足腰がこのまま弱ってしまう	足腰を強くして元気に過ごしたい
子どもたちに迷惑かけたくない	身の回りのことを自分でやり続けたい
腰が痛くて台所に立てなくなる	お料理をつくり続けたい

高齢者にとって交通事故の4倍危険な事故とは

肉体的・精神的な老化を予防する「セルフリハ」の大きな役割の1つが、転倒しにくい体をつくることです。

たかが転ぶことと思うかもしれませんが、それが「たかが」ですむのは若かったときの話です。

高齢者にとっては、この事故は「肉体的な老化」の最終到着地である「寝たきり」への出発点となりかねない危険性をはらんでいます。

高齢者が**転倒すると、骨が弱くなっていることもあり、骨折を起こす危険性があります。**

高齢の場合、ケガからの改善に時間がかかるため、長い安静を強《し》いられがちです。

その結果、さらに体が衰えていき、寝たきりになってしまう……。

また、一度、転倒したことで、自分自身や周りが外出など動き回ることを制してしまい、活動量が減り、筋力が落ち、寝たきりに……。

こういった話は非常によく耳にします。

さらに、転倒することで、より強烈に自分の体の老いを実感してしまったり、**転ぶのが怖くて歩けなくなる「転倒恐怖症」**になったりして「精神的な老化」を引き起こす可能性もあります。

消費者庁によると、２０１５（平成27）年4月から２０２０（令和２）年３月末までの5年間で、医療機関ネットワーク事業を通じて、65歳以上の高齢者が自宅で転倒したという事故情報が275件寄せられたそうです。

うち、約69％を後期高齢者が占めていました。

また、8割以上の方が、通院や入院が必要となるケガを負っていました。

もちろん、これは氷山の一角にすぎず、自宅外での事故、通報されない事故を含めれば、おそらく件数はこの数十倍にも上るでしょう。


さらに、こんなデータもあります。

厚生労働省の「令和3年人口動態統計」では、高齢者の転倒・転落・墜落による死亡者数は9509人と発表されています。

これは、交通事故の4倍以上の死亡者数です。


この危険な転倒という事故は、どうして高齢者に起きやすいのか。

そこには、**体を転びやすくする見えない敵の存在**があったのです。

「転びやすい体」に変えてしまう見えない敵とは

筋肉は、どんなときに働いているか、ご存じですか？

歩いたり、走ったり、はたまた何かをつかみとろうとしたときなど、何か体を動かすときに働いている。確かに、その通りです。

しかし、それだけではありません。

実は今、あなたがこの本を読んでいる間も、ぼーっとしているときも、**24時間、365日、筋肉は働いてくれています。**

しかも、高齢者の体を転びやすい形に変形させてしまう見えない敵と戦ってくれているのです。

その敵とは、重力です。

人間の体には絶えず重力がかかっていますが、重力に押しつぶされないように体を保ってくれているのが筋肉です。

しかし、筋肉が弱ってくるにつれ、**重力に負けて、直立不動の姿勢を保てなくなります。**

ただ、人間の体は非常によくできており、筋肉が衰えたら衰えたなりに立てるよう、自動的に姿勢を変えてバランスをとってくれます。

そして、**次のような姿勢になる**のです。

筋肉が衰えるとこうなる!

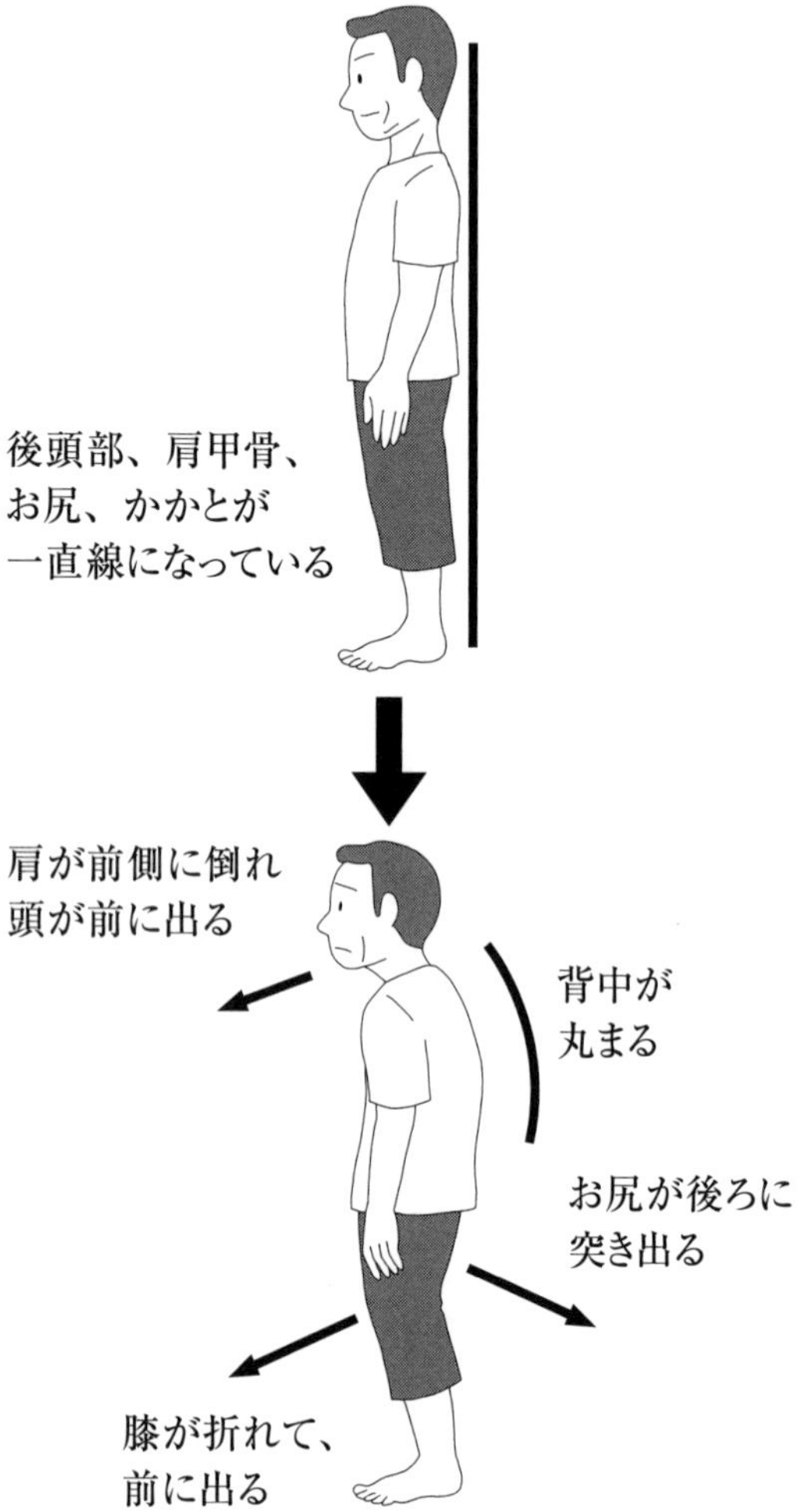

背中が丸まり、肩と頭が前に出て、その代わりに骨盤が後ろに倒れ、お尻が後ろに突き出て、膝を曲げた状態になります。

この状態を円背《えんばい》といいます。

街中で腰を曲げてシルバーカーを押しながら歩いている人を見かけたことはないでしょうか。

その様子を思い浮かべていただくと、イメージしやすいかもしれません。

この**円背の状態になることが、転倒の大きな原因の1つ**です。

人間の頭の重さはどれぐらいかご存じですか。

およそ5kg、スイカ1玉分ぐらいの重さです。

スイカを同じ幅の背の高い台の上に固定して置いているところを想像してみてください。

台がまっすぐのときは、スイカは落ちないですよね。
しかし、それをほんのちょっとでも前側に傾けたら、どうでしょう。
手を離せば、スイカもろとも前に倒れてしまいますよね。
これと同じ理屈です。

筋肉の衰えによって円背になり、重い頭が前方に傾けば傾くほど、人間は転倒しやすくなるというわけです。

筋肉が衰えれば、衰えるほど、腰は丸まり、頭はどんどん前方に傾いていくので、さらに転びやすくなります。

つまり、円背にならないよう、それをなるべく悪化させないようにすることが、転倒予防には大切です。

そして、円背にならないためには、重力に負けないように、筋肉を鍛える必要があります。

重力に負けないように働く筋肉のことを「抗重力筋」と呼びます。

どの筋肉が抗重力筋なのかは、次ページに詳しく書いてあります。一瞬でも構わないので、ページをちらっとめくってみてください。

細かい名称などは気にせず、首から足まで抗重力筋が張り巡らされていて、これらの筋肉がお互いに連動しあって、重力下でバランスを保っていることを知ってもらえれば十分です。

転倒予防なのだから、足の筋肉を鍛えればよいのだろうと思われがちですが、**全身にある抗重力筋を鍛えることが重要**です。

そのため、「セルフリハ」は、この抗重力筋を中心にアプローチをする全身のリハビリになっています。

重力に抗い姿勢を保つために働く「抗重力筋」

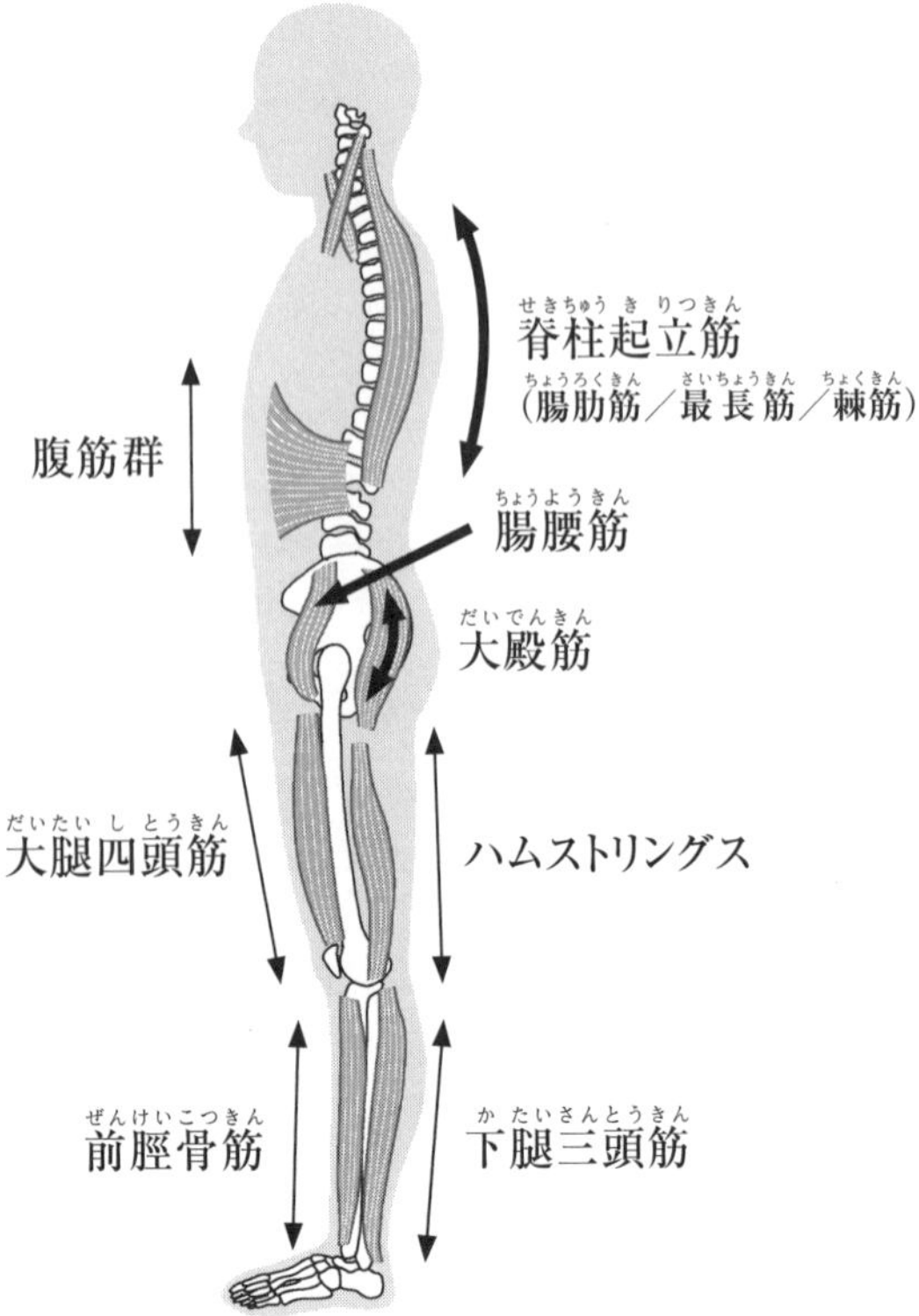

歩けなくならないために、リハビリでバランス感覚を整える

「また、以前のように歩けるようになって、友だちに会いにいきたい」

「歩くのが遅くなってきて、不安。このまま歩けなくなったら、どうしよう」

私たちのリハビリ施設で改善や予防を一番多く望まれるのが、歩行に関することです。


確かに、人生において、歩行は重要な役割を担っています。

歩行機能が衰えることで、買い物にいけなくなったり、トイレにすぐにいけなくなったり、生活をするうえでの不便さが増します。

それだけでなく、大好きな趣味にいそしんだり、会いたい人に会ったりすることも難しくなってしまう。

歩けなくなることで、人生から楽しみがぐっと減ってしまうのではないか。

そのような不安を抱えている方が非常に多いと感じます。

では、**歩行機能を改善するために大切なこと**は、何でしょうか。

それは、**足の力をつけるというよりも、しっかりとバランスがとれる力を養うこと**です。

自分がゆっくりと歩く姿を、頭のなかでイメージしてみてください。

右足を上げて、前に運んで、地面に着く。次は、左足を上げて、前に運んで、地面に着く。この足を上げた瞬間、片足立ちになっていることに気がつくでしょうか。

それまで2本の足で支えていた体重を1本の足で支えている。ここでバランスを崩し、片足立ちの時間を十分に保てず、ふらついて歩けなくなったり、足を前に運べずに歩幅が狭くなったりしてしまうのです。

この**足を上げた瞬間にバランスをとっているのが、次ページで紹介している腰方形筋《ようほうけいきん》と中殿筋《ちゅうでんきん》という筋肉**です。

イラストが複雑になるので、98ページでは紹介していませんが、この2つの筋肉も抗重力筋の1つです。

これらの筋肉が普段の体の使い方や姿勢の悪さなどから弾力がなくなって縮んだり、筋力が低下したりすると、骨盤《こつばん》を水平に保てなくなります。

うまくバランスをとれずに、ふらついて転倒することにもつながりかねないので、この2つの筋肉はしっかり鍛えておきましょう。

歩くときに転倒しないために大切なのは ここの筋肉!

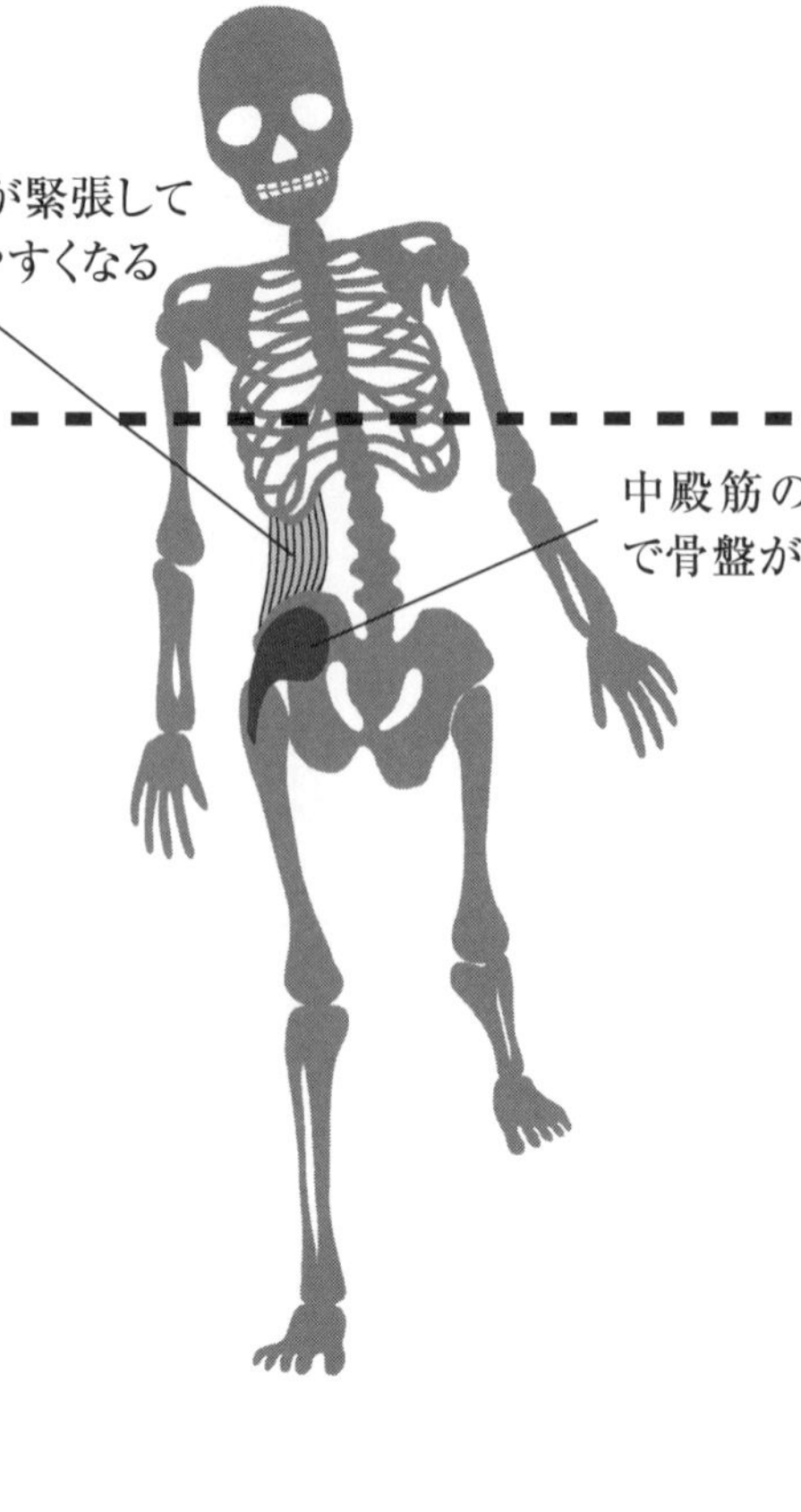

腰方形筋が緊張して
体が傾きやすくなる
中殿筋の筋力低下
で骨盤が傾く

立ち上がりをラクにするために鍛えたい筋肉とは

イスから立ち上がるのがつらい、立ち上がろうとするとバランスを崩す、何かを持たないと立ち上がれないなど、特に「肉体的な老化」が進んでいる方からは「立ち上がり」に関しての悩みがよく聞かれます。

立ち上がりがつらくなると、動くのがおっくうになるため、外出を控えるなど体を動かさなくなり、老化がさらに促進される恐れがあるのです。

それればかりではありません。**立ち上がりができなくなったその先には、寝たきりが待っています。**

この立ち上がりに大切なのも、やはり抗重力筋です。

抗重力筋の衰えから、円背になる。姿勢の悪化が、この立ち上がりを難しくしてしまう原因だからです。

次ページを見てください。

これは、立ち上がりのときの動きを表したものです。

足を少し引いて、上半身が前傾姿勢になった状態で腰を浮かせ、最後にぐっと体を立たせています。

これが、普通の立ち上がり方です。

ポイントは前傾姿勢になるところと、腰を浮かせる瞬間に骨盤が後ろに倒れていないところです。

抗重力筋の衰えから円背が進んでしまうと、途端にこの2つのポイントが実践できなくなります。

立ち上がるときの人間の体の動き方

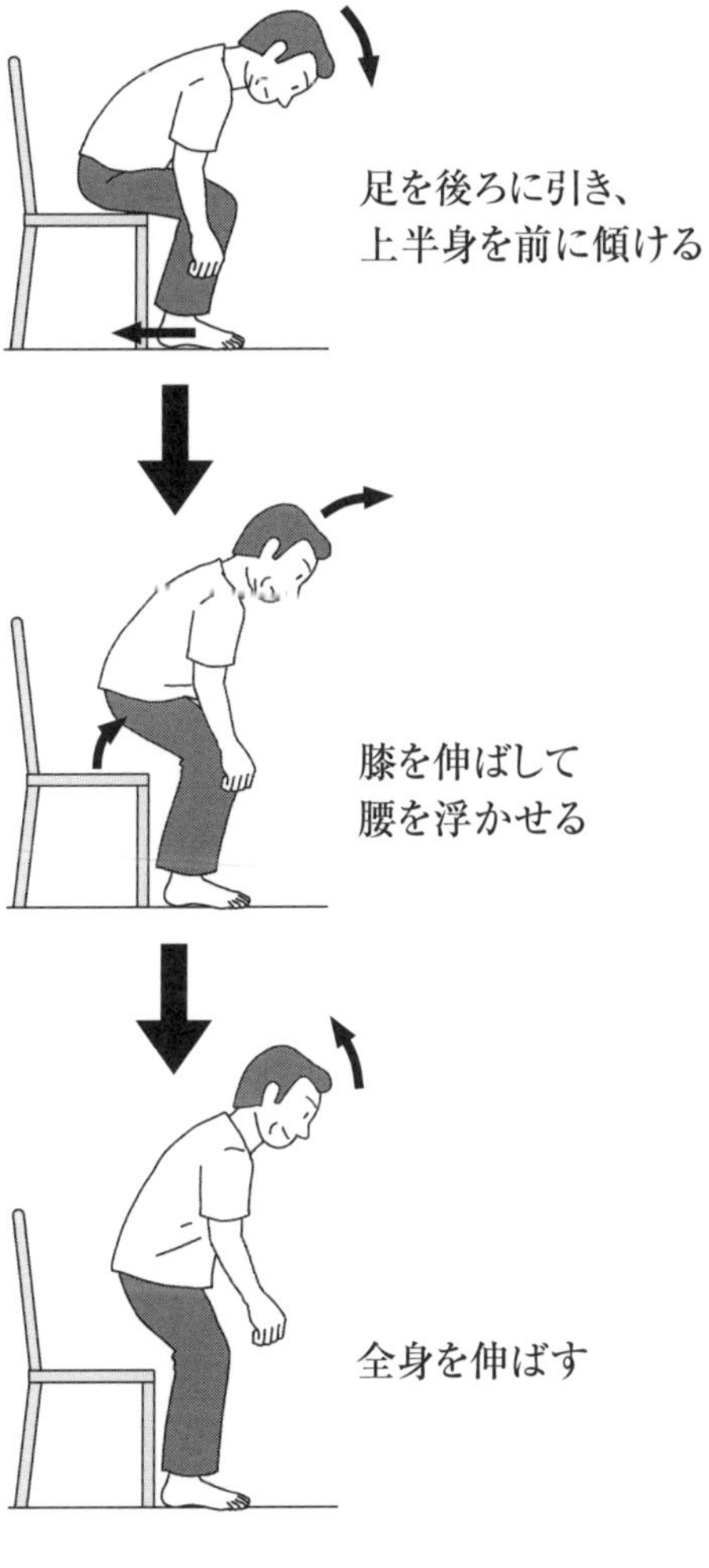
足を後ろに引き、
上半身を前に傾ける
膝を伸ばして
腰を浮かせる
全身を伸ばす

ここで試しに、背中を丸めた状態のまま、立とうとしてみてください。転倒の危険があるので、無理はしないでくださいね。

いかがでしょうか。

何かをつかまないと、立つのが難しくはなかったですか。イスの手すりなどをつかまないと立てなくなるのは、肉体的な老化とともに、円背が進んでいる証拠です。

立てるのだからよいのではと思う方もいらっしゃるかもしれませんが、**立ち上がるのに手を使うようになると、それだけ立ち上がるのに必要な足腰の筋肉が衰えてしまいます。**

また、立ち上がろうと思ってつかまったものが固定されていなかった場合、バランスを崩して転倒するリスクもあります。

こうした理由からも、抗重力筋の衰えを予防・改善して、できるだけ正しい立ち方で立てるようになることは、とても大切なことなのです。

この立ち上がりに関して、抗重力筋を鍛えることのほかに、もう1つ、とても大切なことがあります。

それは、普段からよい姿勢で座ることです。

背中を丸めて、骨盤が後ろに倒れた姿勢で座っているのがクセになると、骨格が歪んでしまい、円背が起きやすくなります。

ポイントは、次ページのように軽くあごを引いて、**背筋ではなく腰をピンと伸ばして、骨盤を立たせて座るのを意識する**ことと、足の裏をしっかりと地面につけることです。

次ページによい座り方と悪い座り方を比較したイラストを紹介するので、ぜひ参考にしてみてください。

いい姿勢と悪い姿勢の違い

いい姿勢

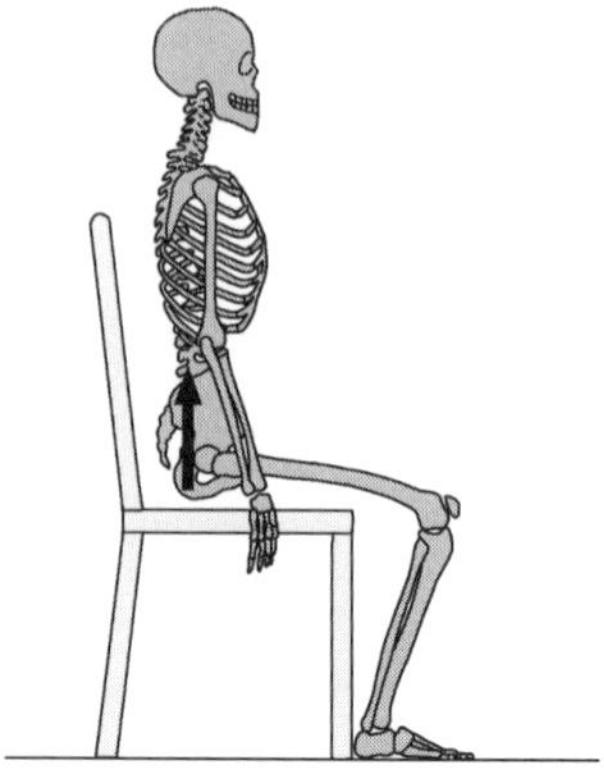

骨盤が立っている

悪い姿勢

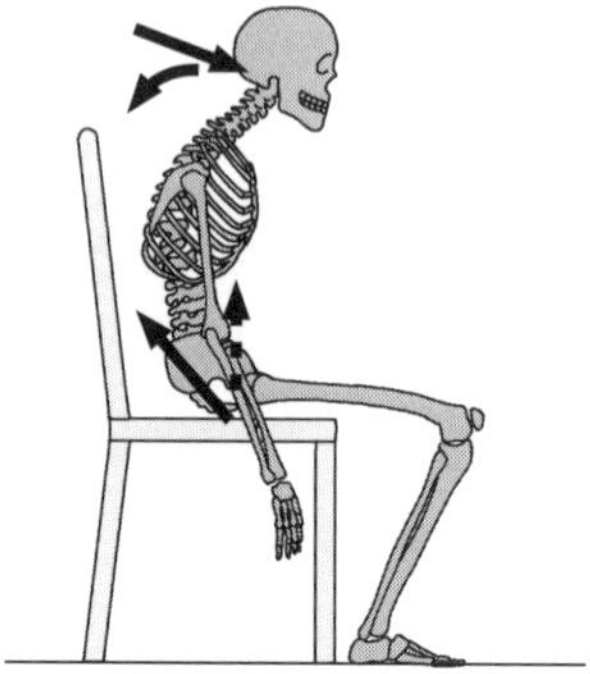

骨盤が後ろに倒れて、
背中が丸まって顔が
前に出る

第3章

老化を防ぐための「セルフリハ」のやり方

これが老化を防ぐ「基本のセルフリハ」

では、いよいよ、これまで名前だけを出してきた「セルフリハ」の方法について説明していきたいと思います。

この「セルフリハ」には、「基本のセルフリハ」と、「足腰が衰えてきた」「足腰の痛みが出てきた」といったお悩みを抱えている方にプラスして行ってほしい「プラスのセルフリハ」との2種類があります。

まずは、「基本のセルフリハ」から紹介していきましょう。

やり方を説明する前に、まず、「基本のセルフリハ」で行うトレーニングがどの筋肉に作用するのかを紹介していきます。

「基本のセルフリハ」は、次の7つのトレーニングで構成されています。

「7つもやるの？」と思われるかもしれませんが、抗重力筋は全身に張り巡らされているので、効果を出すためには、どうしてもいくつかの種類が必要です。

ただ、**1つひとつはどれも簡単にできるものばかり**なので、ご安心ください。

筋肉を鍛えるというと、筋肉量を増やすというイメージが強いですが、大切なのはそれだけではありません。

輪ゴムが古くなると固くなって伸びが悪くなるように、年齢を重ねてくると、筋肉が固まって伸びが悪くなり、思うような働きができなくなります。

固さをとるには、固くなってしまった筋肉を伸ばし、ほぐしてあげる必要があり、筋肉がきちんとほぐれれば、今ある量の筋肉が十分に働くようになります。

筋肉は、量だけでなく、質も大事だということです。

そして、**筋肉は量を増やすよりも、ほぐして質を高めるほうがラク**です。

「セルフリハ」では、この固まった筋肉をほぐすことにも多くアプローチしているので、簡単なものでも、十分な効果が期待できます。

・肩甲骨はがし
・腰ひねり
・足パカパカ
・スーパーマン
・お尻歩き
・足グーパー
・リズムかかと落とし

大げさかもしれませんが、**肉体的・精神的な老化から身を守り、未来の老後の幸せを運んでくれる、まるで七福神のような存在**です。

1つずつ、解説していきます。

【肩甲骨はがし】

このトレーニングは、肩甲骨周りの筋肉をほぐして、可動域を広げるためのものです。

肩甲骨周りの筋肉が固まってしまうと、服を身につけるのがつらくなります。

また、洗濯物を干す、高いところの荷物をとるなど、腕を高く伸ばして行う作業がしづらくなっていきます。

そして、何より、円背を防ぐことにもつながるのです。

筋肉が衰えてくると、腕の重みに耐えかねて、左右の肩甲骨が外側に引っ張られ、肩が前に倒れた状態になります。

肩が前に倒れることで、背中が丸まり、円背へとつながっていくのです。

筋肉は同じ姿勢を続けた場合、その状態で固まるという性質を持っているので、正常な状態よりも左右の肩甲骨が外側に開いたまま固定されてしまいます。

つまり、**肩甲骨周りの筋肉をほぐさない限り、肩が前に倒れた状態は解消されない**のです。

【腰ひねり】

前章で紹介した腰方形筋、同じく抗重力筋である大殿筋や腸腰筋など、起き上がる、歩く、服を着るといった動作に必要な筋肉を鍛えることを目的としたトレーニングです。

【足パカパカ】

歩くときにバランスを保つのに必要となる股関節周りの筋肉の固まりをほぐすためのトレーニングです。**腰の痛み、足のむくみの改善にも有効**です。

【スーパーマン】

背中が丸まり始めると、腹筋群、腸腰筋、大腿四頭筋などの体の前側の筋肉は縮んだままで、脊柱起立筋、ハムストリングスなどの背中側の筋肉は伸びたままで固まってしまいます。

このトレーニングでは、平らなところで寝転がって、ぐっと全身の筋肉を伸ばすことで、前後の筋肉の固まりをとり、**バランスを整え、しっかりと真っすぐ立てるようになる**ことを目指します。

【お尻歩き】

歩くときに必要な腹筋群、腸腰筋、大殿筋を鍛えるトレーニングです。7つのトレーニングのなかでは、一番大変かもしれません。

無理をせず、できる範囲でトライしてみてください。

【足グーパー】

これは主に足の指と指の間の筋肉を鍛えるためのトレーニングです。

ここの筋肉が衰えてくると、足の踏ん張りがきかなくなり、自然とかかとのほうに体重をかける**「後ろ体重」**になってしまいます。

「後ろ体重」では、**背中側から後方に転倒し、背中や後頭部を強打する危険性が高くなる**のです。

ぜひ、しっかりと鍛えていきましょう。

【リズムかかと落とし】

これは、筋肉ではハムストリングスや下腿三頭筋を鍛えるものですが、ほかのトレーニングとは異なり、主に骨にアプローチすることを目指しています。

かかとへの衝撃が全身の骨細胞に伝わることで、**骨をつくる骨芽細胞《こつがさいぼう》を増やす効果が期待**できるのです。

50歳前後から、骨を構成しているカルシウムをはじめとしたミネラル成分がどれだけ詰まっているかを表す骨密度の値が減り始めており、骨の強さが失われやすくなります。

骨がもろくなれば、転倒したときのリスクがより高まるので、それを避けるためにも、ぜひ取り組んでみてください。

では、それぞれの方法をみていきます。

実践する前に、まずは、どういうことをやるのかざっと確認しておきましょう。

料理にとりかかる前などに

肩甲骨はがし

【おすすめの回数】時計回り 反時計回り 各10回
1セットで1日2～3セット

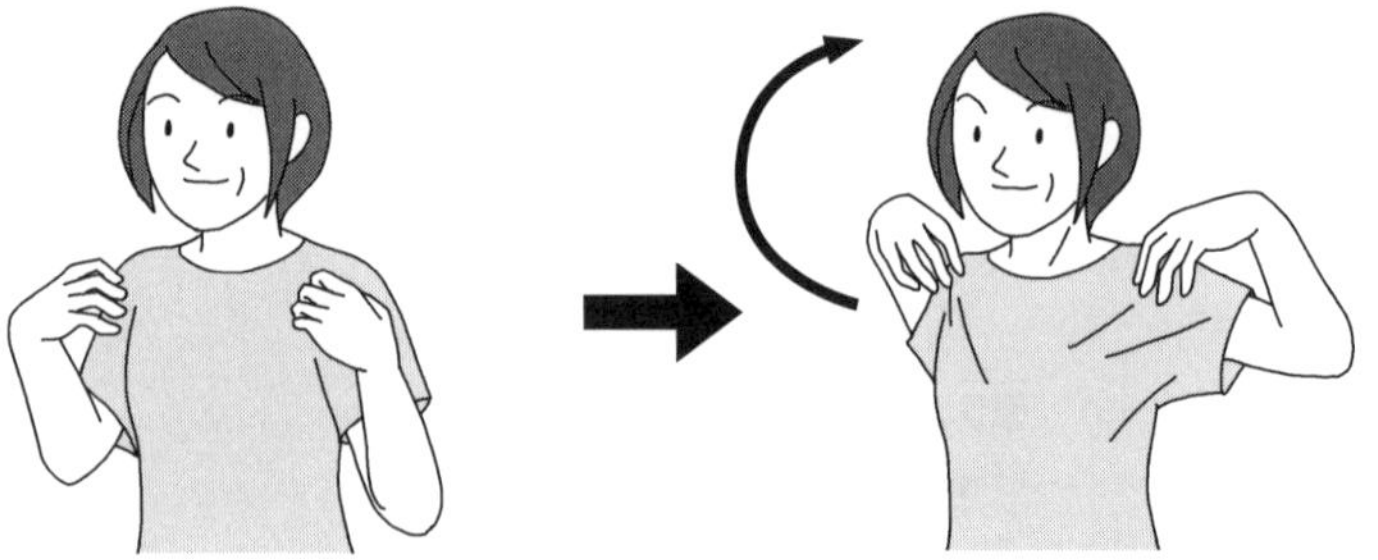

①肩のところに、
手を置いく

②手を肩に置いたまま、肘《ひじ》でゆっくり（1周4秒くらい）大きく時計回りに円を10回描く。終わったら、反時計回りで同様に

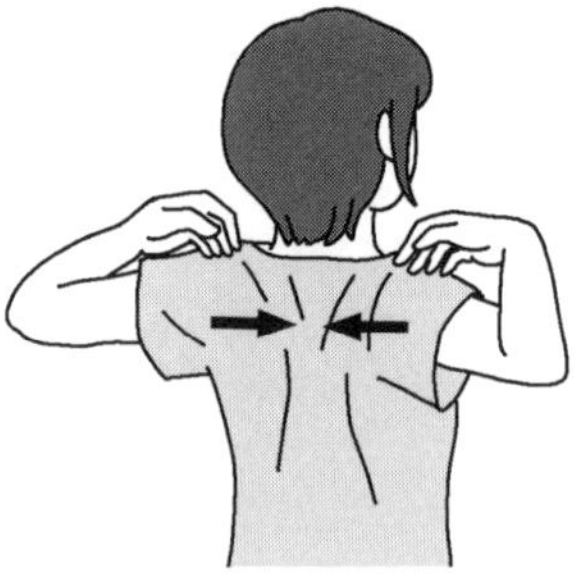

POINT

後ろに回すときは、肩甲骨をよせるイメージで

寝る前にベッドの上で

腰ひねり

【おすすめの回数】10回1セットで1日2〜3セット

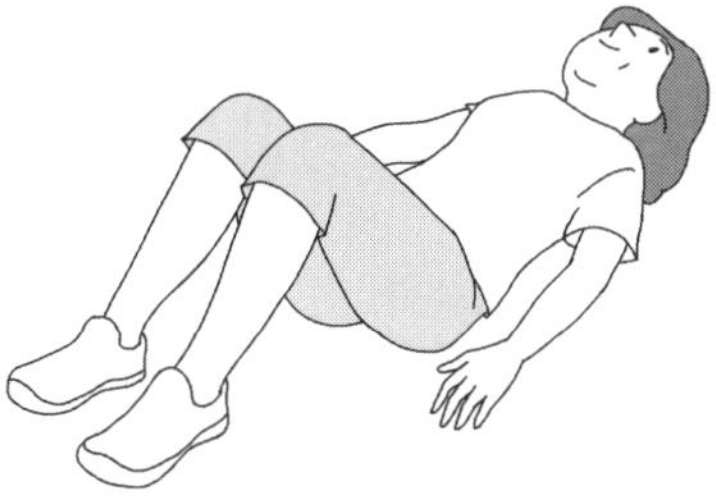

①仰向けになり膝を立てる

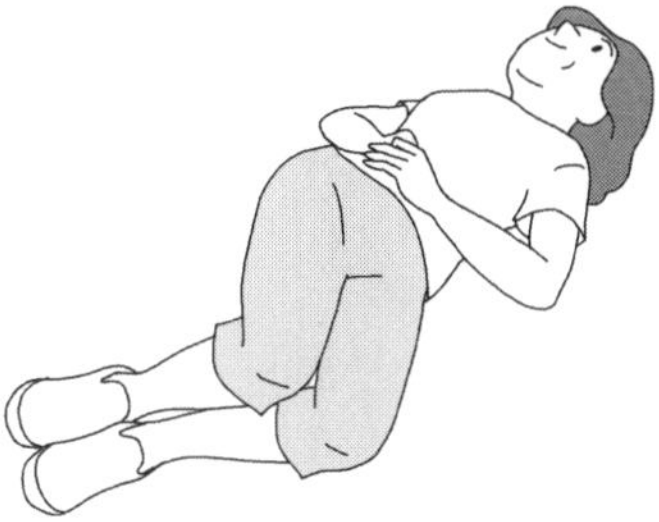

②お腹に手を当て、膝を横に倒し、腰をひねる。このとき、肩・背骨が床から離れないように注意する

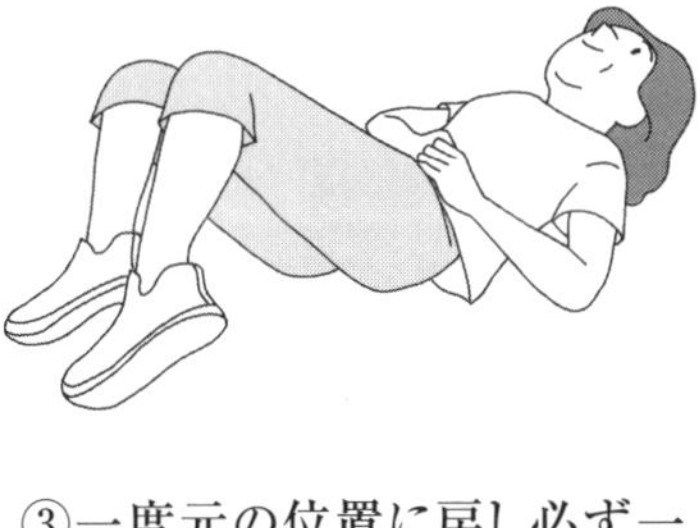

③一度元の位置に戻し必ず一度止まってから逆に倒す。これを1セット10回繰り返す

ながらでOK

足パカパカ

【おすすめの回数】10 ～ 30 回

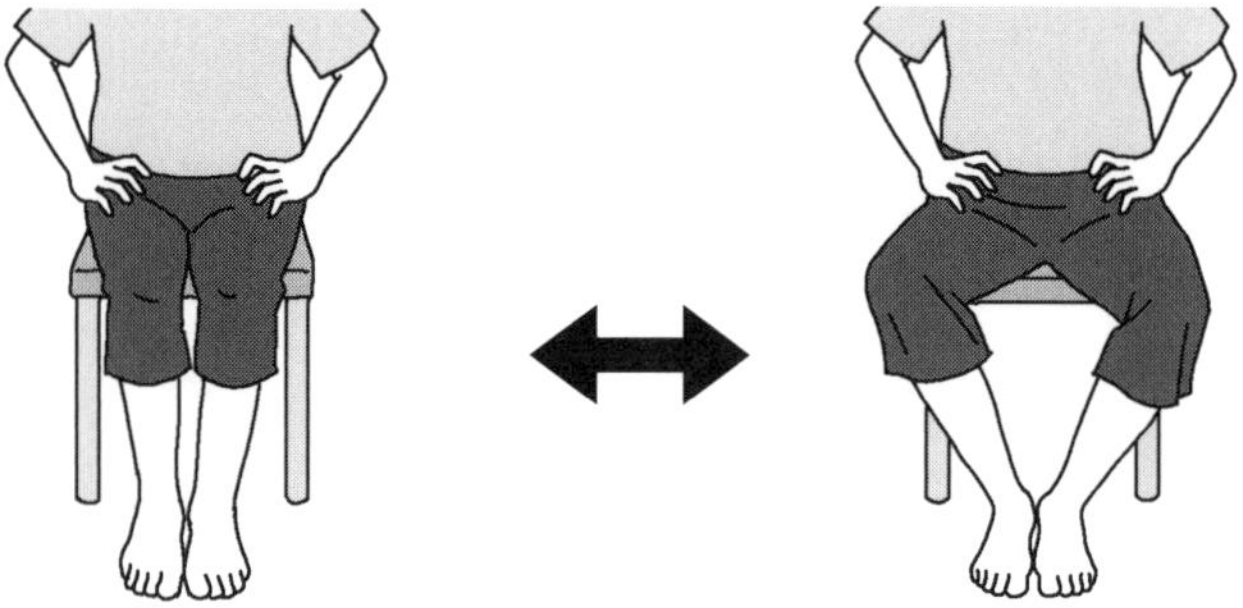

①足を揃えて、
イスに座る

②足を限界まで開いて、
また戻す

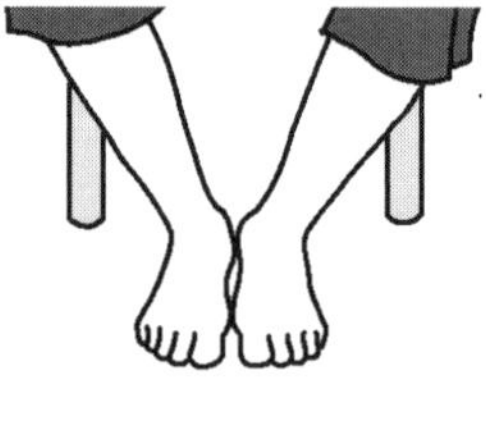

POINT

このとき、かかとが浮かないように注意する

寝起きにやりたい

スーパーマン

【おすすめの伸ばす時間】10 ～ 30 秒

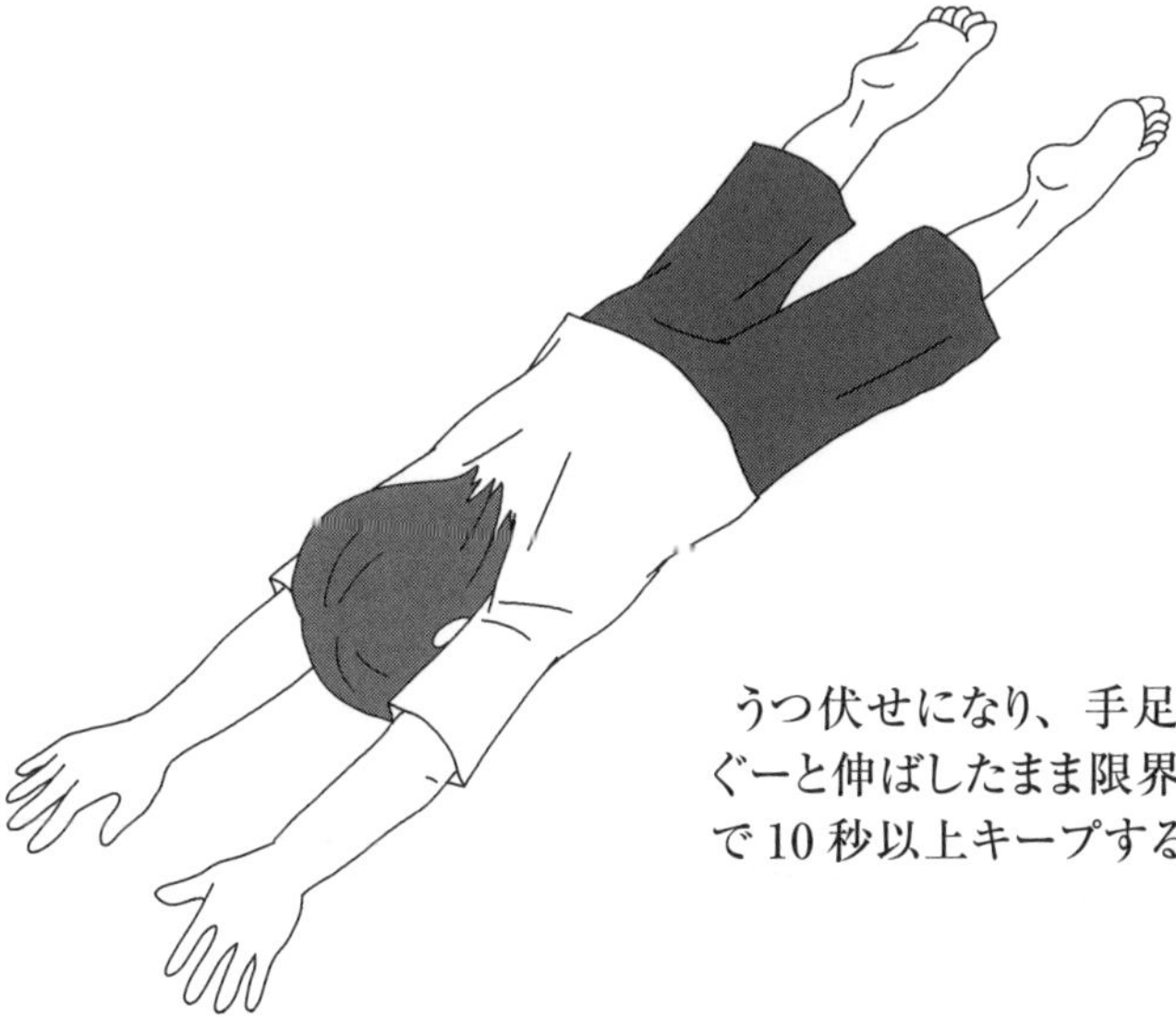

うつ伏せになり、手足をぐーと伸ばしたまま限界まで 10 秒以上キープする

座ったついでにやろう!

お尻歩き

【おすすめの歩数】前後8歩ずつを1セットで
1日2～3セット

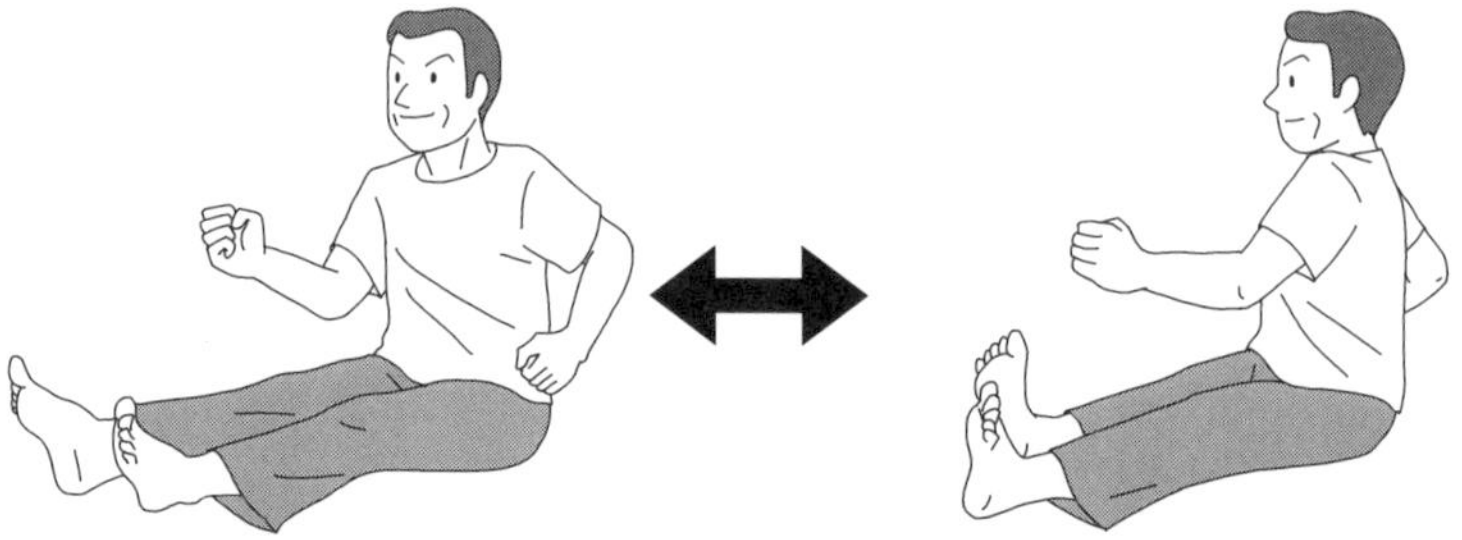

①足を伸ばして床に座り、腰を浮かせて、足を地面につけたまま、前に8歩進む

②同じように後ろ向きに8歩下がる

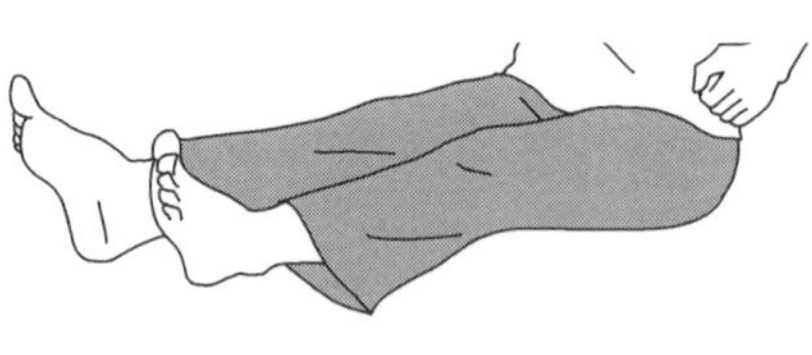

POINT

足を曲げすぎないように注意する

TV 鑑賞や読書をしながら

足グーパー

【おすすめの回数】10 回を1セットで 1 日 2 ～ 3 セット

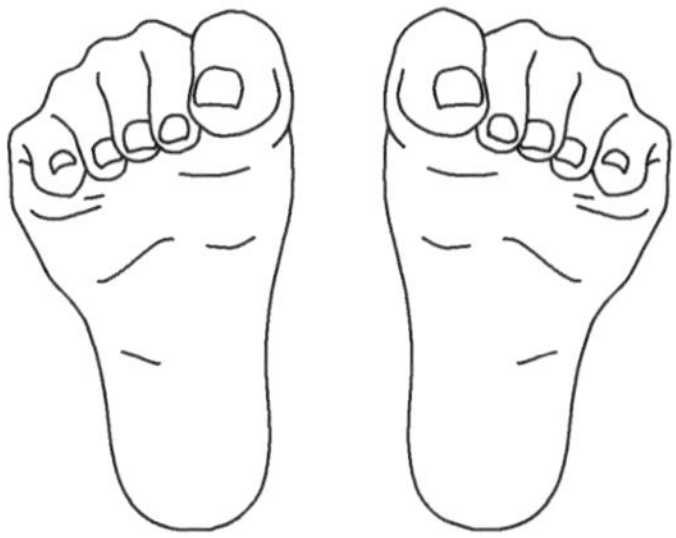

①かかとを床につけて足を立て、足の指を限界までぐっと曲げる

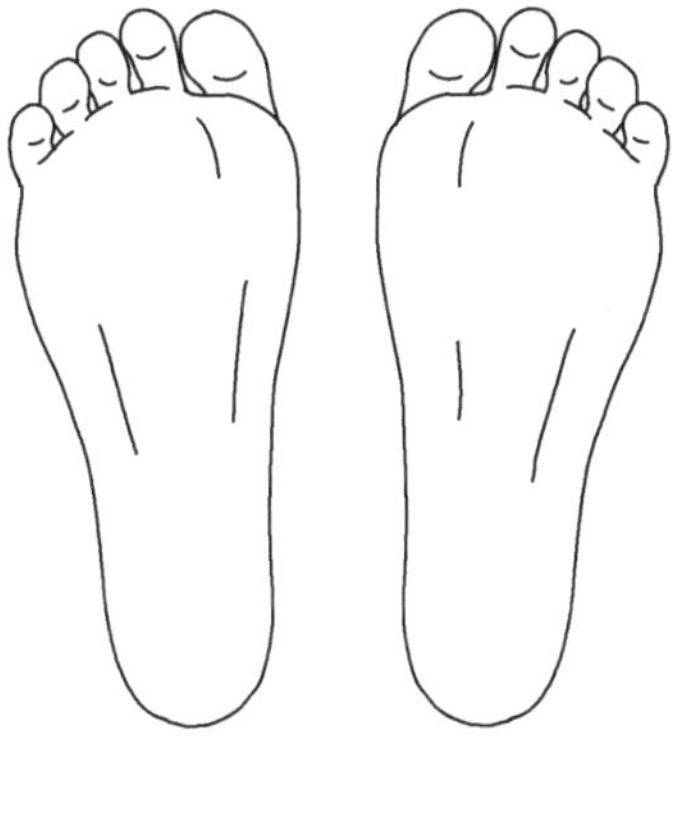

②次に思い切りよくパッと開く。これで 1 回

お出かけ前の健康習慣

リズムかかと落とし

【おすすめの回数】3、3、7拍子のリズムで行う。
これを1日2セット

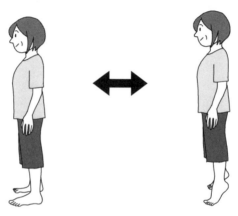

① 肩の力を抜き、背筋を伸ばし足を肩幅に開いて立つ

② 両足のかかとを転倒しない程度に、できるだけ上げ、ストンと落とす。これをゆっくりとした3、3、7拍子のリズムを刻みながら行う。

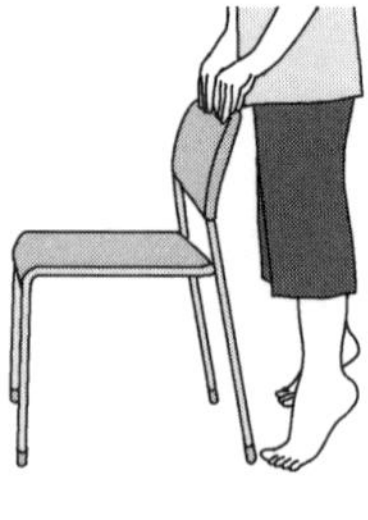

POINT

ふらつきが心配ならイスなどを持って行う

「セルフリハ」の効果を上げるための5つのポイント

いかがだったでしょうか。

種類は多いかもしれませんが、**無理なく続けられるよう、1つひとつの難易度はそれほど高くない**ものを選んでみました。

大変そうと思われた方も、ぜひ一度試してみてください。

ただ、実践する前に、もう少しお伝えしておきたいことがあります。

「基本のセルフリハ」だけでなく、すべての「セルフリハ」の効果を上げるためには、5つのポイントがあるのです。

1. できることが一番大事！　回数は少なめからスタート

人それぞれ、体の状態は違います。

したがって、できる運動量も、人によって異なるのです。

「精神的な老化」を予防・改善するためには大切なのは、「できた」「続けられている」という成功体験を積み重ねることです。

回数はあくまでも目安と考え、「ちょっとこれは大変だな」「続きそうにないな」と感じたら、回数は減らしていただいて構いません。

その後、**慣れてきたら、徐々に回数を増やしていきましょう。**

週にどれだけやればいいのかも同じです。

毎日取り組んでいただくことがよいのはもちろんですが、忙しかったり体調が悪かったりして、難しいときもあるでしょう。

「毎日、絶対やるんだ！」と意気込んでいると、いざできなかったときに「毎日やらなかったから、効果はでない」「どうせ効果がないなら、もうやらなくてもいいか」という思考回路に陥りがちです。

最低1日おきの取り組みでも大丈夫です。

たとえ忘れた日があったとしても、「今日は忘れたけど、明日からまた頑張ろう」という気持ちで取り組んでください。

2. 何かのついでにやる

ちょっとしたことでも、何か新しい習慣を加えるというのは、とても大変なことで、ついつい忘れてしまいがちです。

そこで、**いつもの習慣にひもづけて、「ついで」に行うことをおすすめ**します。

リハビリのやり方のページにも「こういうときにやる」といった文言を載せましたが、ご自身の生活習慣に合わせて、ひもづけていただいて構いません。

薬も食前、食後に飲むなどと決まりがありますが、これは薬の効果の側面というのもありますし、食事という定期的な行動にプラスして忘れにくくすることも期待されてのことだそうです。

・肩甲骨はがし↓料理にとりかかる前、座った直後
・腰ひねり↓寝る前に、ベッドの上で
・足パカパカ↓TV鑑賞や読書の最中、「足グーパー」が終わった後
・スーパーマン↓目覚めの瞬間、寝る前
・お尻歩き↓TVを見終わって、次の行動に移るとき
・足グーパー↓TV鑑賞や読書をしながら、お風呂に入ったとき
・リズムかかと落とし↓おでかけ前

といったように、何かのついでに取り組むことを心がけるとよいでしょう。
また、さらに忘れにくくするために、本書のおすすめの使い方があります。

【本書のおすすめの使い方】

1. やり方のページをコピーする
2. それぞれのトレーニングとひもづけたい生活習慣を行う場所の近くで、目にとまりやすいところに貼る

例）肩甲骨はがし→キッチン
リズムかかと落とし→ドアの内側

それぞれの生活習慣に合わせて、ぜひ試してみてください。

3. 体の変化に気を配り、できた自分をほめる

「セルフリハ」を行ってから、体がどう変化したのか、気を配りましょう。

以前よりも歩きやすくなった、布団から起きるのがラクになったなど、どんな小さな変化でも構いません。

意識的に体の状態をチェックするようにしてください。

もし何かしらの改善がみられたなら、それが成功体験となり、「精神的な老化」の予防・改善につながります。

第1章の自分の状態がわかるチェック法で、定期的に確認するのもよいかもしれません。

そして、そのような変化を勝ち取った自分をほめてあげてください。

4. やったことを目に見える形で残す

第2章で「セルフリハ」をできたら貯金をすることを提案しましたが、できた日は**カレンダーに×印をつける**など、何かしらやったことを目に見える形で残してみてはいかがでしょう。

貯金箱がたまっていったり、カレンダーに×印が増えていったりすることが自信につながります。

5. 絶対に無理はしない

体調が悪いときにやってつらくなった、トレーニング中に痛みが出たときなどは、逆効果になってしまう危険性があるので、無理をしないでください。

持病を抱えている方は、かかりつけの医師と相談のうえ、行ってください。

「足腰が衰えた」と感じる人のための「セルフリハ」

さて、ここからは、「基本のセルフリハ」にプラスして行ってほしい「プラスのセルフリハ」を紹介していきます。

まずは、**歩くのが遅くなった、立ち上がるのがつらくなった、つまづきやすくなったなど、何かしら足腰の衰えを感じている方におすすめ**したいリハビリです。

次のような症状はありませんか?

1. 床から立ち上がれない
2. 高さ25㎝以下のお風呂のイスから立ち上がれない
3. 家のなかでつまずく
4. 立って、靴下を履けない
5. 15分間、続けて歩けない
6. 買い物に出かけて、1・5ℓのペットボトルを持ち帰れない

1個でもチェックがついたら、「足腰が衰えたと感じる人のためのセルフリハ」にぜひ取り組んでみましょう。

トレーニングは、全部で4つあります。

4つ全部をプラスしても、どれか1つだけをプラスしても構いません。くどいようですが、続けられることが第一です。

「基本のセルフリハ」で物足りないという人も、**もちろん「肉体的な老化」の予防・改善にもつながる**ので、ぜひ加えてみてください。
紹介するのは、次の4つです。

・立ち座りスクワット
・片足立ち
・つま先立ち・かかと立ち
・イス足上げ

では、それぞれについて、簡単に説明していきます。

【立ち座りスクワット】

立ち上がるときや歩行のときに大きな役割を果たす、大腿四頭筋、大殿筋、ハムストリングスなどの筋肉を鍛えるトレーニングです。

生活習慣病の予防にもなるので、「最近太ったかも……」などと気になる方は、ぜひ取り入れてみてください。

食事やＴＶ鑑賞など、イスに座って何かをした後に行ってみてください。

【片足立ち】

大腿四頭筋や大殿筋、中殿筋、下腿三頭筋、ハムストリングス、体幹筋といった、お尻から下の抗重力筋を鍛えるトレーニングです。

第２章でも説明した通り、歩くときはこの片足立ちの態勢になります。

簡単なので、歩行機能に衰えを感じている人にはぜひ取り組んでいただきたいです。

できたら**徐々に時間を増やしていき、目指せ60秒です！**

また、転倒の危険があるため、寝ぼけ眼で行うのはおすすめしません。

昼食前など、比較的意識がしっかりしているときに行うのがよいでしょう。

【つま先立ち・かかと立ち】

足にある抗重力筋をほぐして鍛える効果に加え、**バランス感覚を鍛えて、ふらつきにくくなる効果が期待**できます。

そのため、転倒に注意しながらですが、イスや壁、机などでしっかりと体を支えるのではなく、軽く触れる程度で行ってみましょう。

これは立ってトレーニングするものすべてにいえることですが、多少ふらついたり、危ないと感じたりしても、すぐにやらないと判断するのではなく、イスの背を軽くもつ、指一本で支えるなど、ものに頼り切らない範囲で、体を支えながらトレーニングを行ってください。

【イス足上げ】

これまで何度も登場している大腿四頭筋ですが、細かくいえば、前側の筋肉、後ろ側の筋肉、外側の筋肉、内側の筋肉の4つに分かれています。

足の角度を変えて、3種類行うことで、前側と後ろ側、外側、内側とピンポイントに鍛えることが可能です。

このトレーニングは、次の項目の足腰に痛みがある人のところでも紹介します。骨と骨をつなぐ関節部分でクッションの役割を果たす軟骨の損傷が原因の変形性関節症で痛みを感じている方などにもおすすめのトレーニングです。

変形性関節症は、多くの場合、立ち上がりや歩き出しといった動き始めのとき、体重がかかる瞬間に、痛みを感じます。

このトレーニングなら、**体重がかからず、痛みをあまり覚えずに行える**でしょう。

では、具体的な方法を紹介していきます。

後で詳しく説明しますが、「立ち座りスクワット」で足腰に痛みを感じる場合には、次の項目で紹介するリハビリに切り替えてください。

座るついでに!

立ち座りスクワット

【おすすめの回数】10回1セットで1日2～3セット

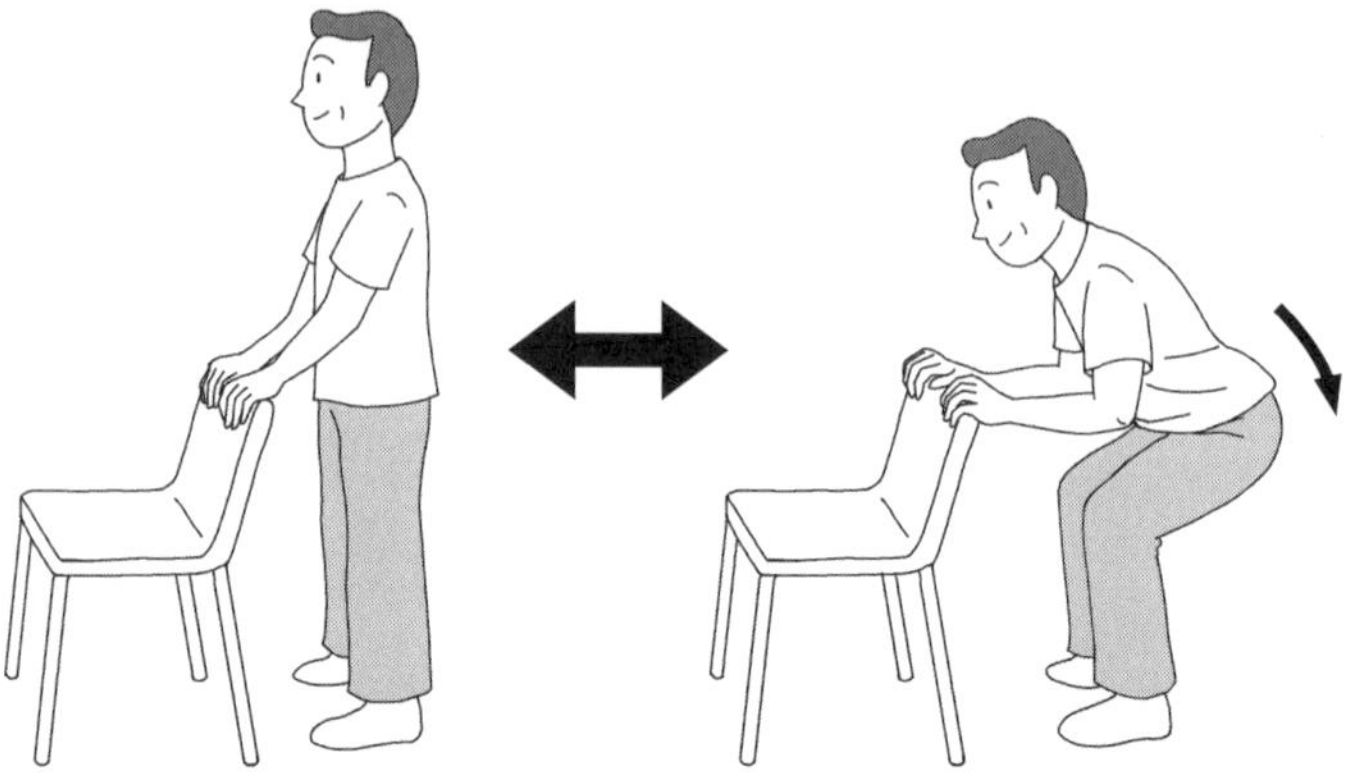

①イスを持って足を肩幅に広げて立つ

②痛みのない範囲で、太ももと床が並行になるくらいまで、お尻を突き出す

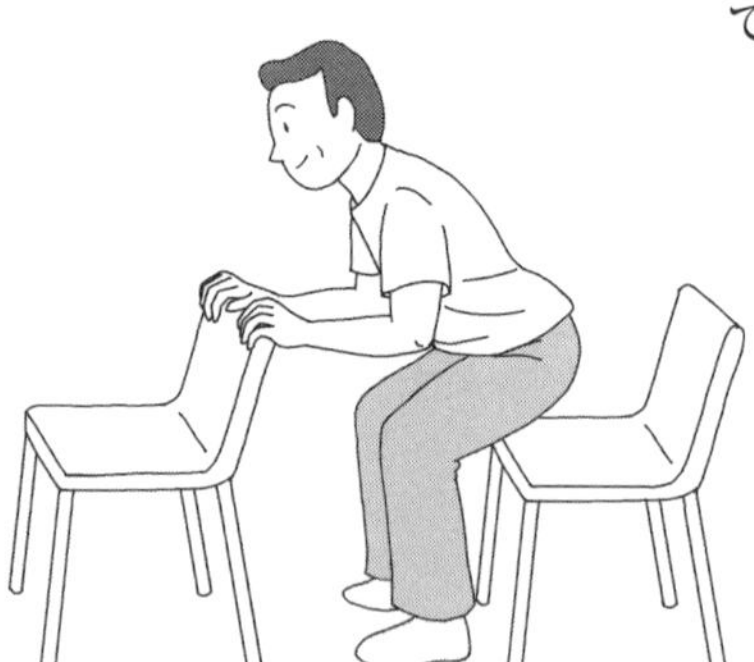

POINT

尻もちをつく不安がある方は後ろにイスを置いて行う

日中の元気なときにやりたい

片足立ち

【おすすめの回数】左右各 10 ～ 20 秒間を1セットで
1日2～3セット

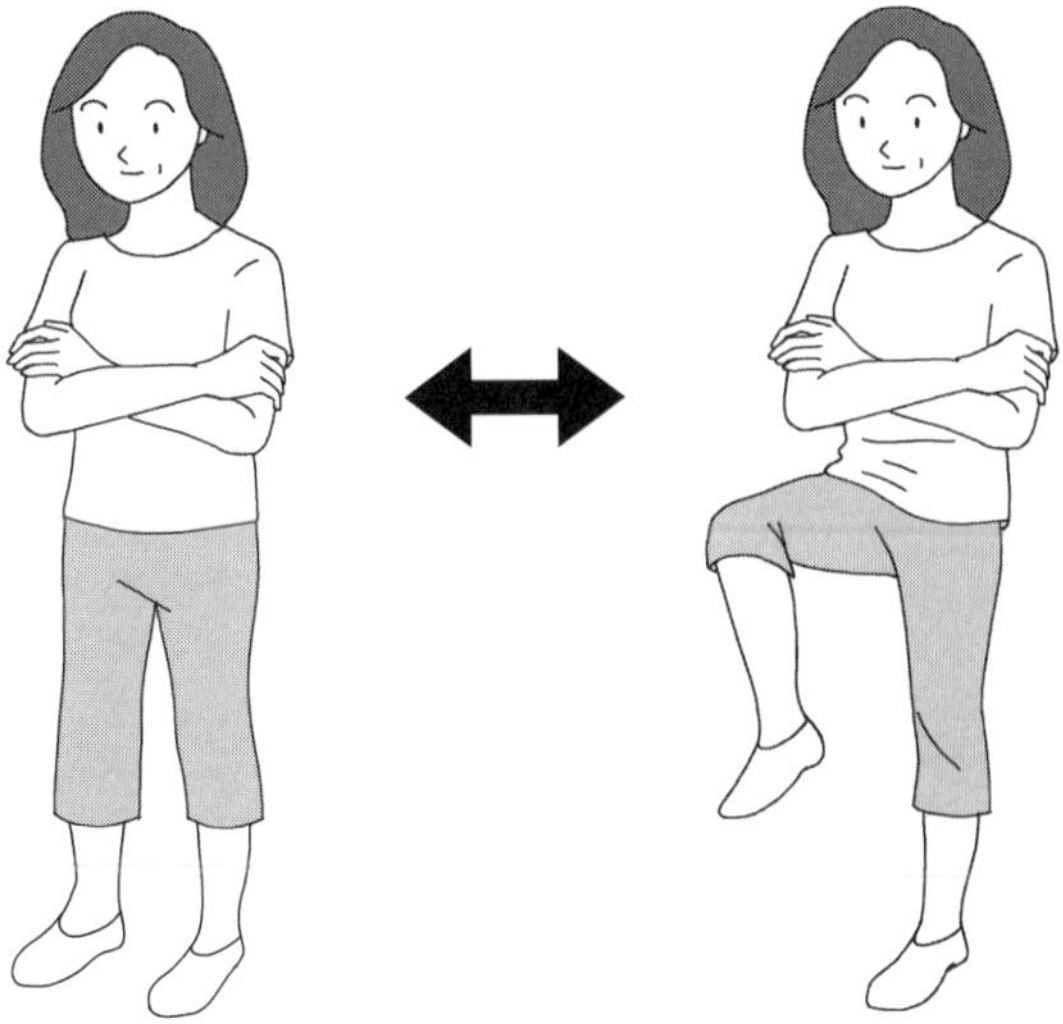

①両腕を前で組んで肩幅に足を開いて立つ

②片足をももが地面と平行になるまで上げて、10 秒キープ。10 秒以内に足がついても、もう一度上げ、合計 10 秒になるように。次にもう片方の足を上げて同じように。これを 2 ～ 3 セット

立ち上がるついでに

つま先立ち・かかと立ち

【おすすめの回数】10回1セットで1日2～3セット

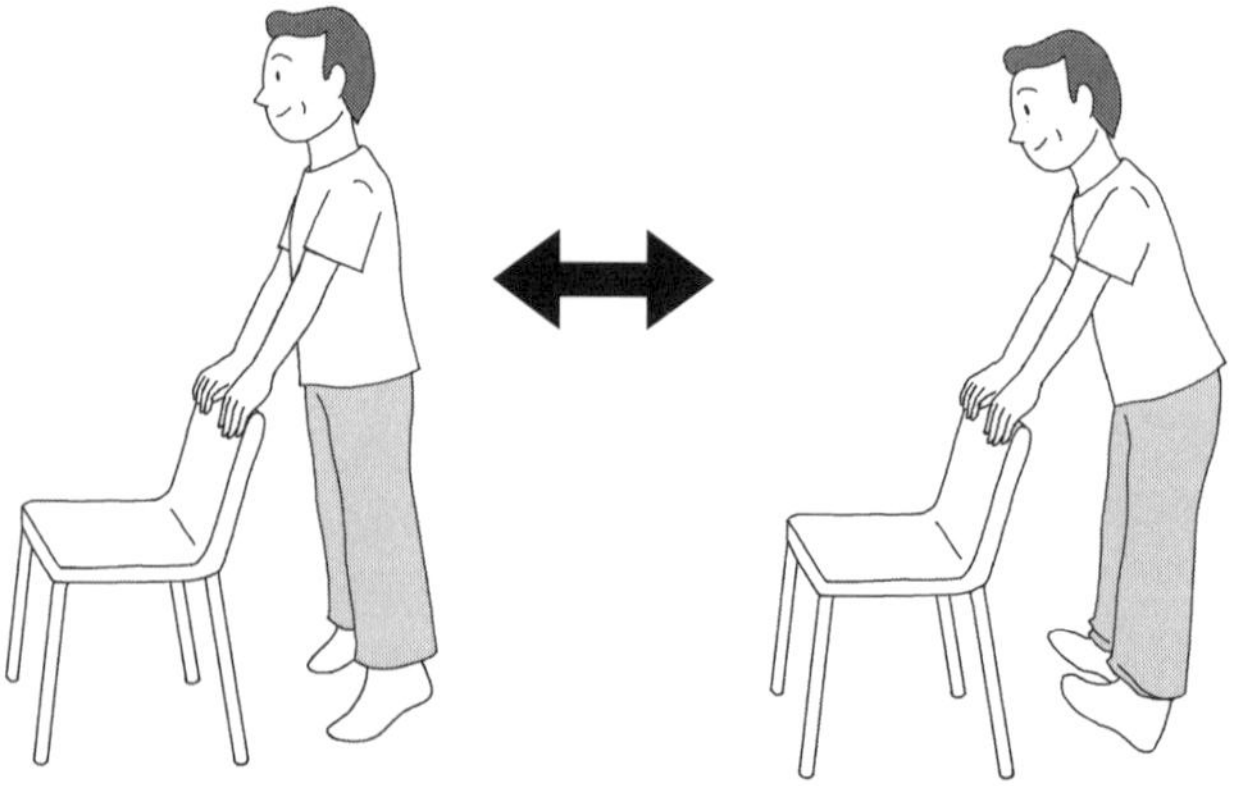

①斜め上に伸び上がるように、つま先立ちになる

②一度かかとを落としてから、次にかかとでバランスをとるようにかかと立ちをする

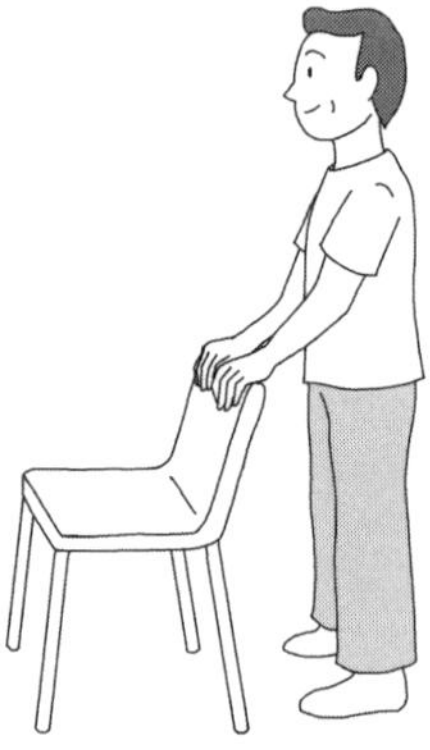

POINT

後方に転倒する可能性があるので、家具などに手を添えて行うようにする

食後のお腹休めに

イス足上げ

【おすすめの回数】左右 3 種類を、10 回ずつ 1 セットで 1 日 2 〜 3 セット

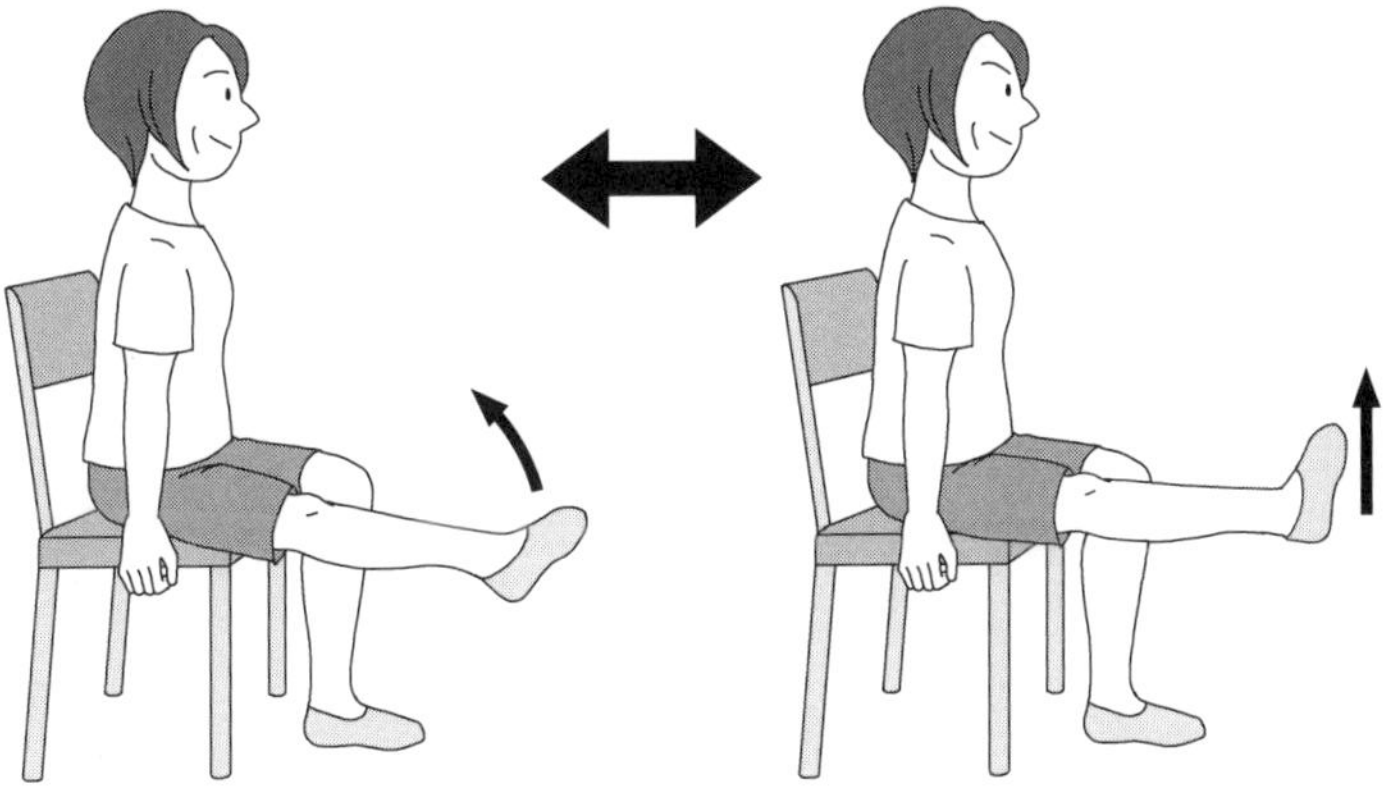

①イスに座り、つま先を上に向けて、片足を前に伸ばす

②足を伸ばしたまま上げ、また戻す。これを 10 回繰り返す。これで大腿四頭筋の前後の筋肉が鍛えられる

次ページに続く

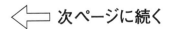

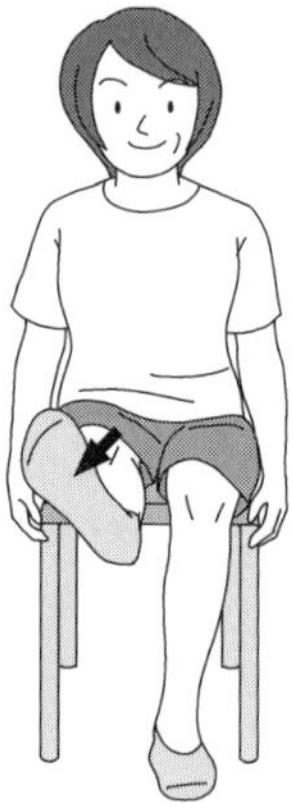

③もう一度①と同じように足を上げ、つま先を外側に45度傾けてから、足の上げ下げを10回繰り返す。これで大腿四頭筋の内側の筋肉が鍛えられる

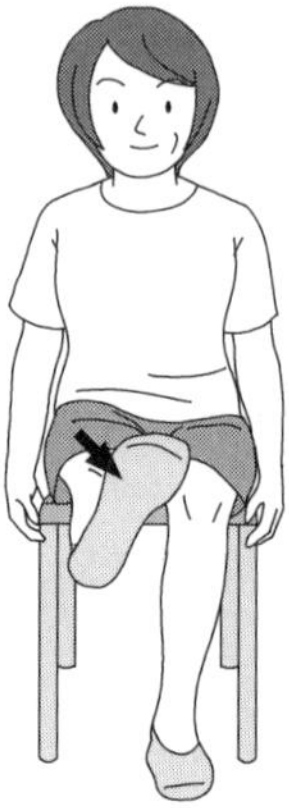

④①と同じように足を上げ、つま先を内側に45度傾けて足の上げ下げを10回繰り返す。逆足も同じように。これで大腿四頭筋の外側の筋肉が鍛えられる

「足腰に痛みがある」人のためのリハビリとは

病気やケガそのものは完治しているのに、その後も、体を動かしたときなどに痛みを感じ続けることがあります。

人は体に痛みを感じれば、その部位を動かさず、安静に過ごそうとします。ところが、病気やケガが完治しているのに、体を動かさないでいると、身体機能が大幅に低下するうえ、別の部位に痛みが生じることがあるのです。

そして、動かさなければ、「肉体的な老化」がさらに進み、衰えた肉体のまま不自然に動くことで、痛みが生じるようになります。

そのため、痛いから動かさないのではなく、動かせるところは動かして、「肉体的な老化」を防がなければなりません。

そこで、痛みがある人でも取り組める「プラスのセルフリハ」を紹介します。

ここで1点気をつけてほしいのが、安静時の痛みがある方は、病院に一度行き、相談のうえ、行ってほしいのです。

安静時の痛みとは、動いていないときはもちろん、夜間に患部がズキズキしたり、腫れたり、熱かったりする症状が出続けていることです。

このような場合は、患部が炎症を起こしている場合があり、無理をすると症状を悪化させてしまうことがあります。

それに対して、慢性的な痛みとは、たとえば、骨折したあと、患部は治っているのに痛みが続いているなど、特定の原因がなくても痛みが続いているということです。

慢性的な痛みは、筋力低下や姿勢が悪いことによって、体の一部に大きな負荷がかかって痛みが出ていることがほとんどですので、**できる限り、リハビリに励み、「肉体的な老化」を改善することが大切**です。

いずれにしても、リハビリに無理は禁物なので、少しでも悪化した、トレーニング中に痛みが出て行えないという方には、おすすめしません。

また、原則として「基本のセルフリハ」にプラスして行ってほしいのですが、そのなかでも痛みのないものだけを選んでください。

では、まずは膝や足首など、「足に痛みがある人のためのセルフリハ」です。足の痛みに関しては、それぞれの痛みの状況に合わせて、2タイプのリハビリを用意しています。

この「足に痛みがある人のためのセルフリハ」をやったほうがいいかどうか、そして2タイプどちらをすればいいのかは、簡単にチェックできます。

最初に、そちらを試してください。

【チェック方法】

1.「立ち座りスクワット」（138ページ参照）で、痛みがある

⇓

「足に痛みがある人のためのセルフリハ」が必要

2.「つま先立ち」をする

・「つま先立ち」が痛くない人↓「足に痛みがある人のためのセルフリハ①」に取り組む

・「つま先立ち」でも痛みを感じる人↓「足に痛みがある人のためのセルフリハ②」に取り組む

では、「足に痛みがある人のためのセルフリハ①」から紹介します。

おすすめするのは、次の3つで、新しいものは「チューブ開脚」だけです。

・つま先立ち・かかと立ち↓140ページ参照
・イス足上げ↓141〜142ページ参照
・チューブ開脚

【チューブ開脚】

歩く際、バランスをとるのに必要な、中殿筋を鍛えるトレーニングです。

特に歩いているときや立ってズボンを履くときにふらつくことがある方は改善の効果が期待できます。

トレーニング用のチューブは、スポーツ用品店やホームセンター、最近では、100円ショップなどでも売られているようです。

なければ、長めのバスタオルなどで代用してもよいでしょう。

では、やり方を紹介します。

チューブがなければタオルでも

チューブ開脚

【おすすめの回数】左右10回ずつを1セットで
1日2～3セット

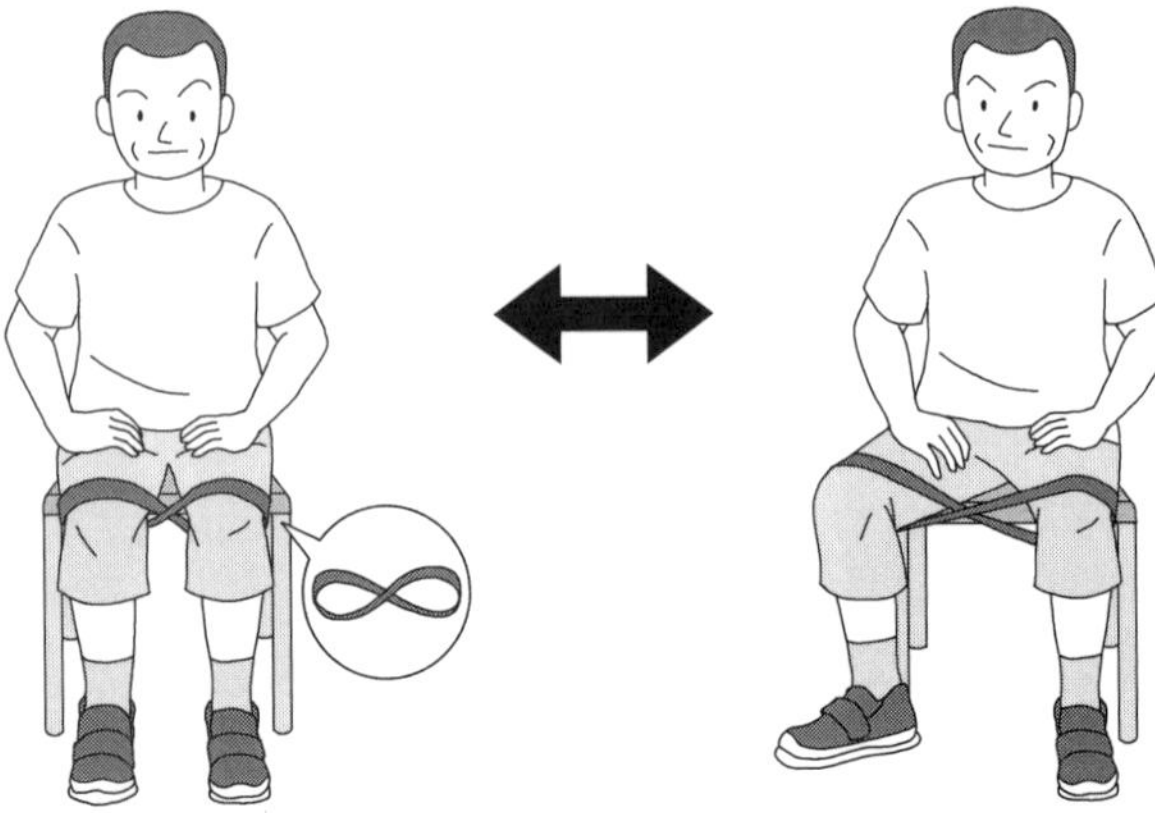

①イスに座り、チューブもしくは、長めのタオルを細く折りたたみ、膝の上あたりで、8の字にして止める

②片足を動かさずに、もう片方の足だけ35度～45度開き、戻す。これを10回。逆足も同様に

POINT

体は動かさず、足をしっかり開く。
動かしていない足はしっかり踏んばる

次に、つま先立ちをして痛みがあった人が行う「足に痛みがある人のためのセルフリハ②」です。

左の3つのトレーニングをしてください。

・イス足上げ→141〜142ページ参照
・チューブ開脚→148ページ参照
・タオルギャザー

「タオルギャザー」のみ、新しいトレーニングになります。

【タオルギャザー】

「足グーパー」と同じように足指の踏ん張りがきかなくなるのを防ぐ効果が期待できるほか、歩行時のバランスをとり、ふらつき予防に重要な役割をはたす、足

お風呂上がりに

タオルギャザー

【おすすめの回数】５回を１セットで１日２～３セット

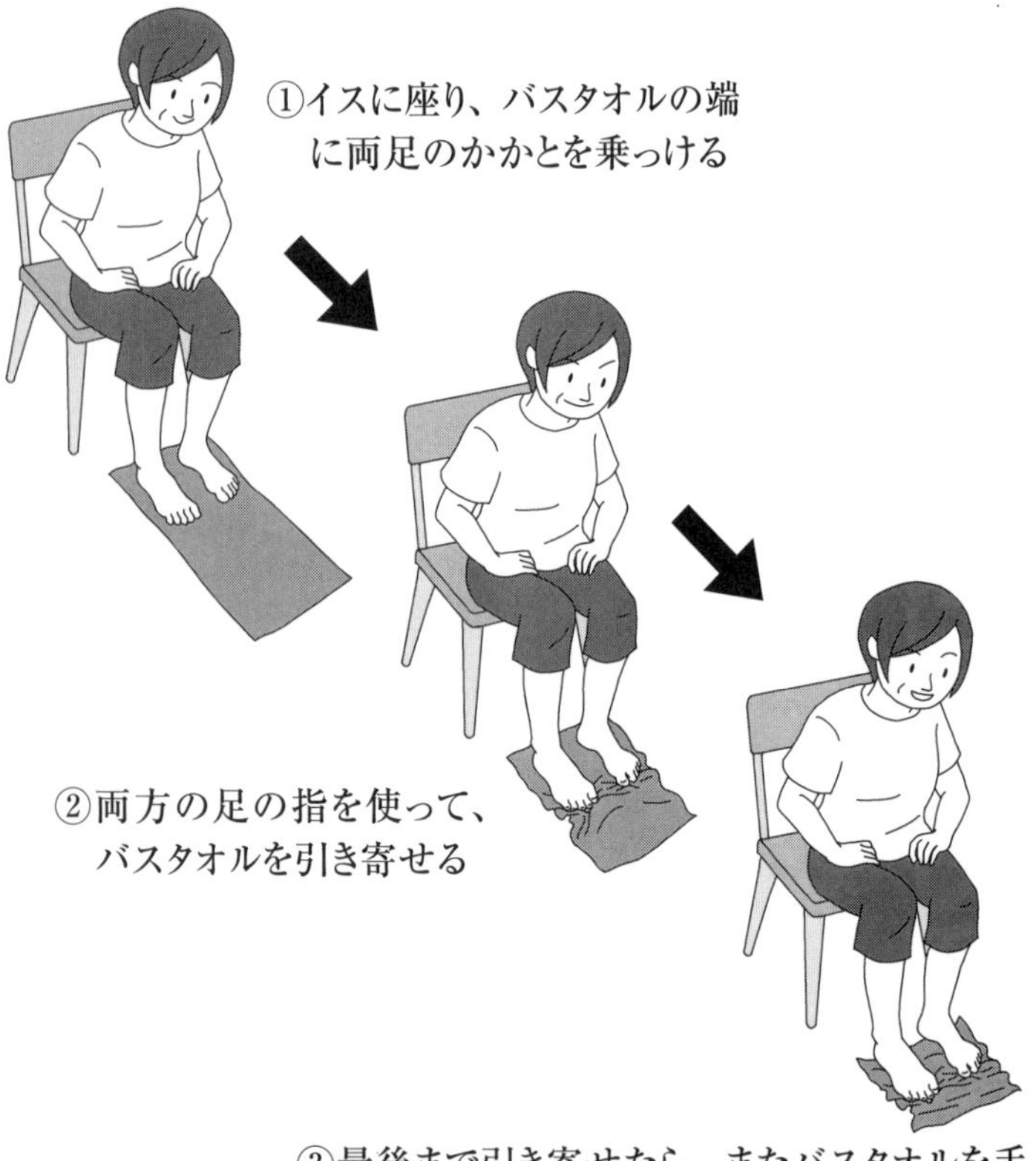

①イスに座り、バスタオルの端に両足のかかとを乗っける

②両方の足の指を使って、バスタオルを引き寄せる

③最後まで引き寄せたら、またバスタオルを手を使って元に戻す。できる方は左右の筋力差を改善するために片足ずつ行ってもいい

関節周囲筋を鍛えることができます。

最後に、「腰に痛みがある人のためのセルフリハ」です。

足と腰、両方に痛みがあるという方は、両方でも、どちらかより症状が重いほうのリハビリから取り組んでいただいても構いません。

繰り返しますが、安静時の痛みを抱えている人は、病院にいって、医師に相談したうえで、行ってください。

少しでも悪化したり、トレーニングをしているときに痛みが出て行えなかったりする方には、おすすめしません。

また、原則として、「基本のセルフリハ」にプラスしてほしいのですが、そのなかでも痛みのないものだけを選んでください。

取り組んでいただきたいのは、次の4つのトレーニングです。

・ごろ寝腹式呼吸
・頭起こし
・ねじり腹筋
・お尻上げ

【ごろ寝腹式呼吸】

手を当てて、息を吐くだけ。それでも、かなり効果的なトレーニングです。

腹筋群のなかでも、姿勢を保つ、呼吸の補助を行う、腰をしっかり支えて守る、内臓を支えるなどさまざまな役割を担っている腹横筋《ふくおうきん》を鍛えられます。

尿漏れの予防・改善にも期待できます。

【頭起こし】

起き上がりや嚥下《えんげ》（食べ物などを飲み込む）のときに必要な首の筋力を鍛えることができます。

寝起きするために重要な筋肉になります。

【ねじり腹筋】

抗重力筋である腹筋群のほか、起き上がりや寝返り、方向転換、服の着替えなどに必要な筋肉を鍛えてくれます。

【お尻上げ】

座る、立つ、立ちながらの作業に必要な抗重力筋を幅広く鍛えます。

このトレーニングをすることで、体のバランスがよくなるほか、階段や段差をまたぐときに必要な筋肉も鍛えられます。

入眠儀式にぴったり!

ごろ寝腹式呼吸

【おすすめの回数】5回1セットで1日2〜3セット

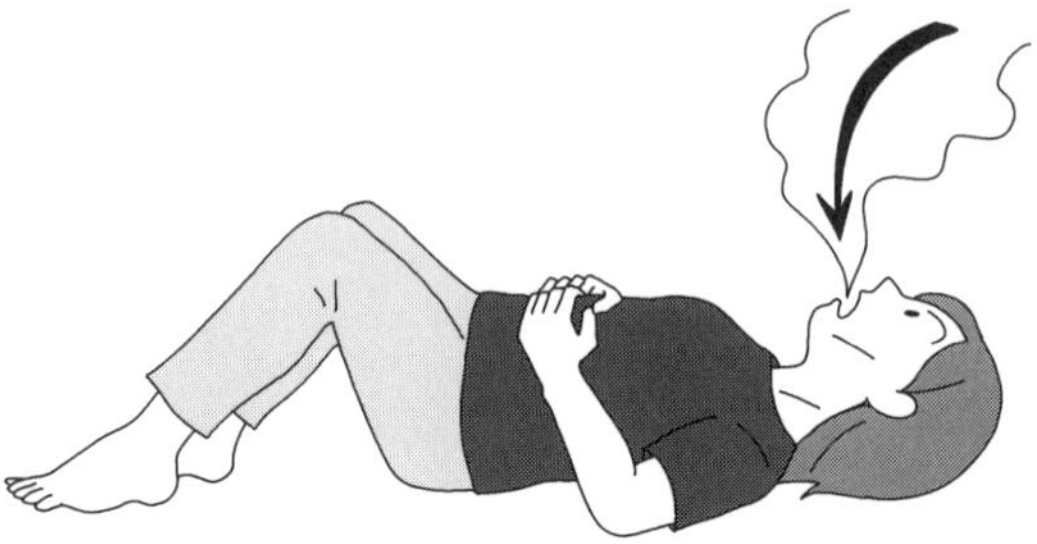

①仰向けになり、手をお腹の上に置き、ゆっくりと息を吸いきる。このときお腹はふくらむ

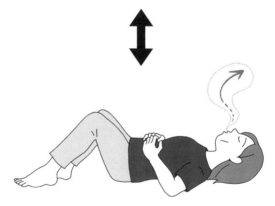

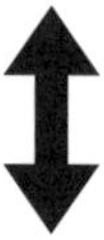

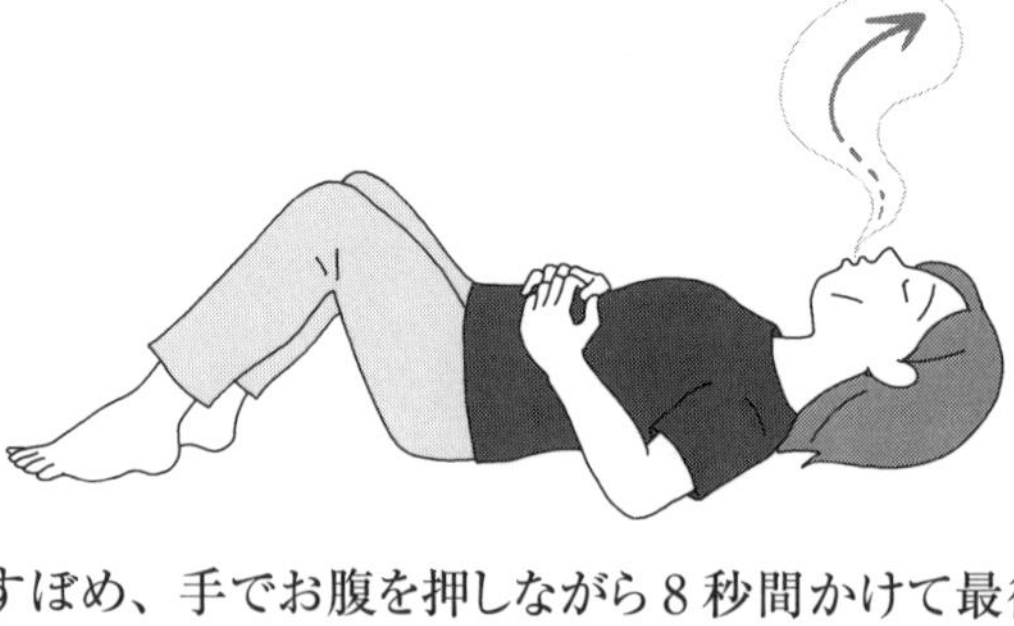

②口をすぼめ、手でお腹を押しながら8秒間かけて最後まで息を吐き出す。このときお腹はへこむ

寝起きにやりたい

頭起こし

【おすすめの回数】左右10回1ずつ1セットで
1日2～3セット

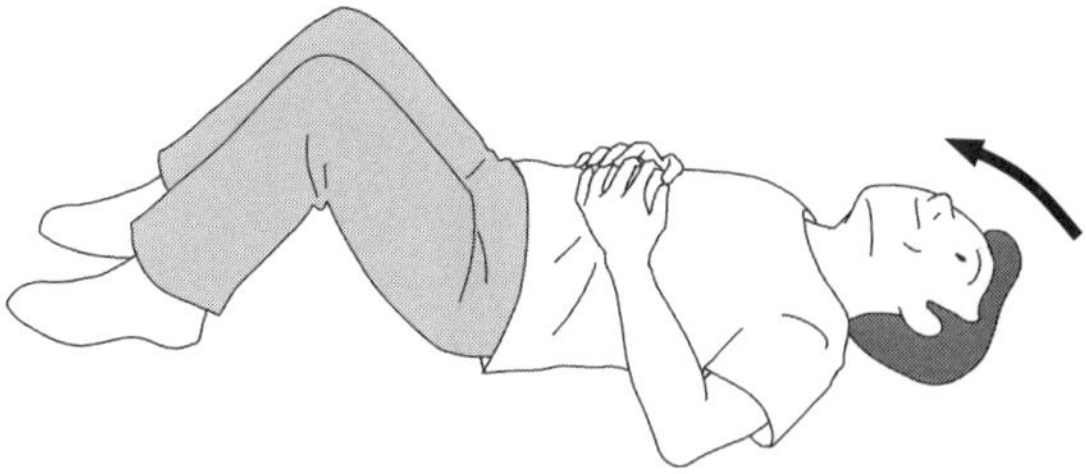

①仰向けになり、膝を立て、息を吐きながらおへそをのぞき込むように、頭を起こす

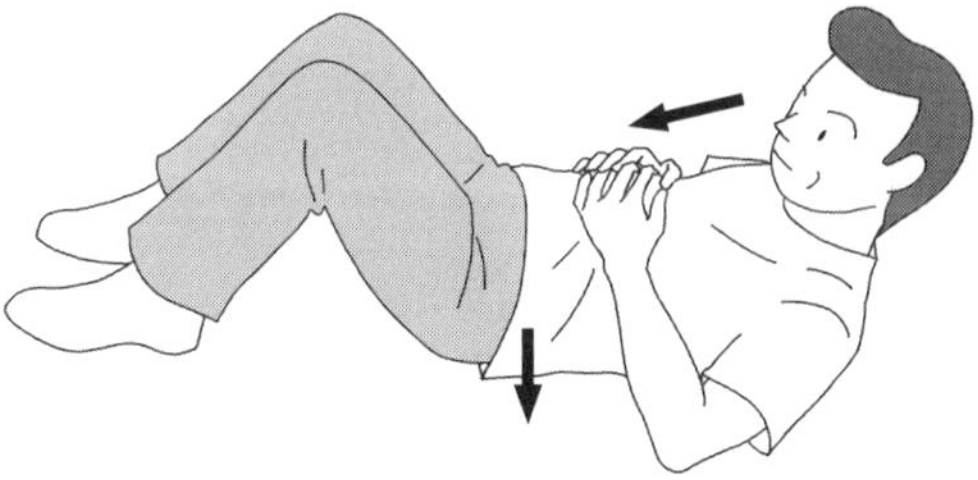

②頭を戻すときに息を吸う。このとき、腰をつけることを意識して、腰の下にすきまをつくらないように押しつけるイメージで

頭起こしと連続でやると◎

ねじり腹筋

【おすすめの回数】左右10回を1セットで1日2セット

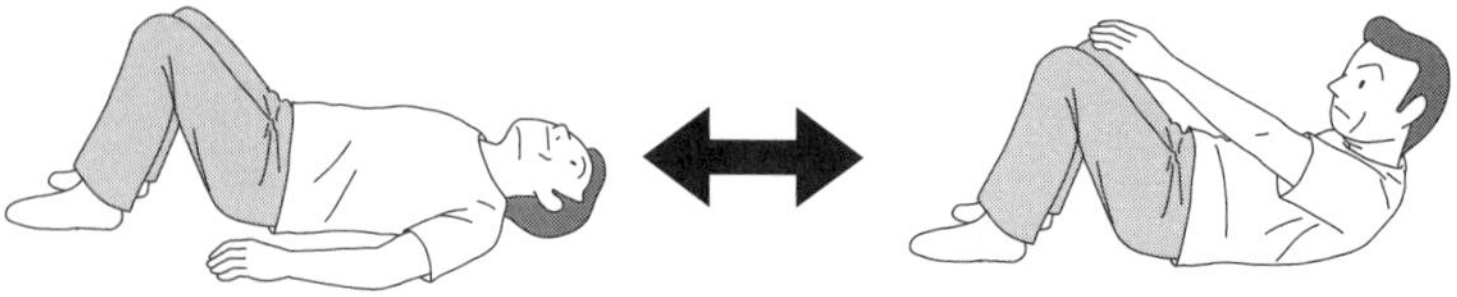

①仰向けに寝転んで膝を立てる

②息を吐きながら、左手を右の膝に触るぐらいまでひねりながら上半身を起こす。10回行ったあと、右手も同じように行う

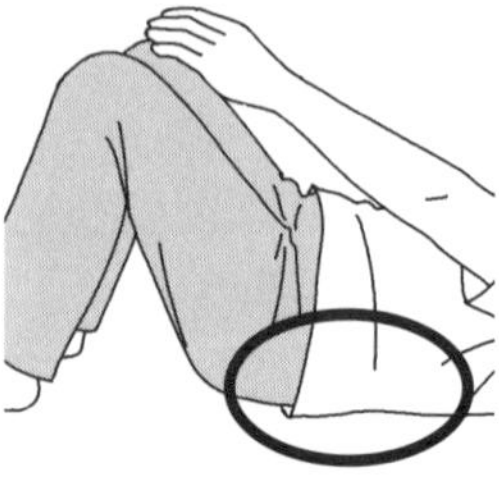

POINT

このとき、腰が浮かないように

お昼の元気なときに

お尻上げ

【おすすめの回数】10回1セットで1日2～3セット

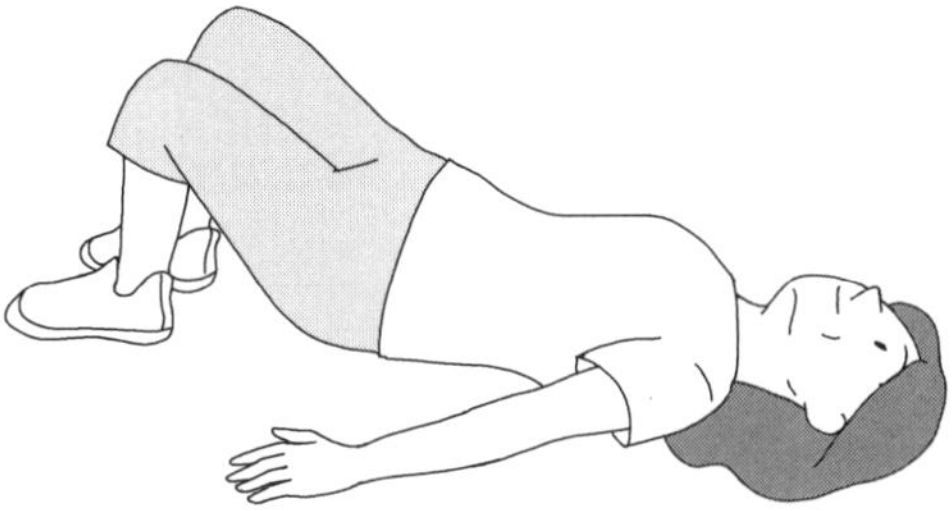

①仰向けに寝転がって、膝を立てる

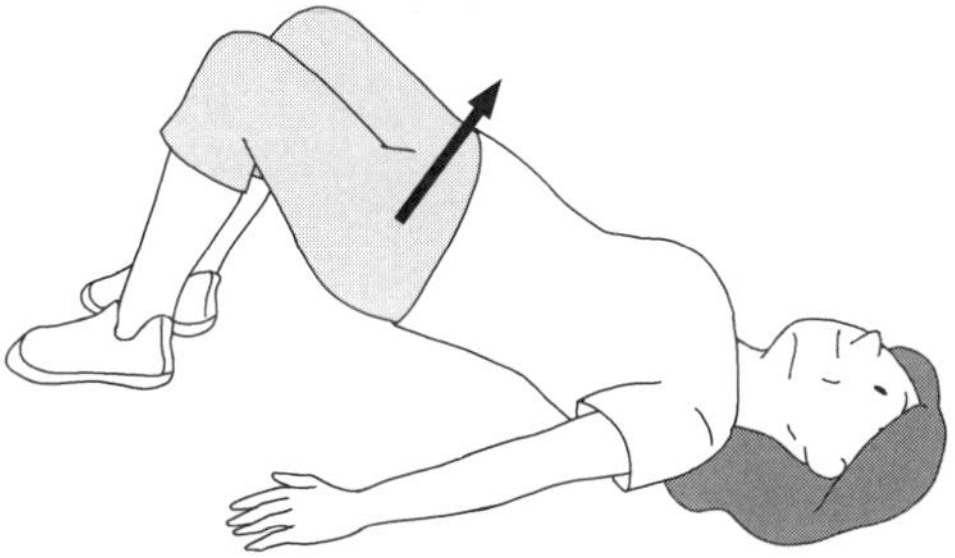

②お尻の穴をキュッと閉めるようにしながら、お尻を持ち上げて、またゆっくり下げる。これを繰り返す。余裕のある方は手を胸の前で組んで行うと効果UP！

いつまでも健康で、おいしく楽しい食事ができるために

手足の筋力が落ちているなと感じたとき、**気づかないうちにもうすでに衰えているところ。それが生きる上で重要である口周りの機能**です。

噛んだり飲み込んだり、話したりといった、生活の上で重要な機能は、口周りの筋肉によって行われ、それは、ほかの筋肉と同様、衰えていきます。

口周りの筋肉が衰えていくと、よく噛めなくなり、筋肉をつくる重要な栄養素であるタンパク質を補給できる肉類などが食べられなくなり、筋肉量の減少にもつながっていきます。

噛む力が弱くなると、唾液の量も減ります。

唾液の量が減ると、食事のおいしさも感じにくくなるといわれています。

さらに、唾液のなかには、菌などの病原体を撃退する成分も含まれているので、唾液の量が減ると免疫力が低下していきます。


飲み込む力が弱くなることで、死因の第6位（「令和4年（2022）人口動態統計月報年計（概数）の概況」厚生労働省より）にランクインする誤嚥性肺炎《ごえんせいはいえん》を引き起こすきっかけにもなります。

ちなみに、姿勢が悪いと飲み込みも悪くなるのでぜひ、108ページにあるような座り方で、食事をするように心がけるとよいです。

食べるという機能は最期のときまで残ると言われています。

そんな大切な機能なので、ぜひ意識的に「セルフリハ」と合わせて口周りの筋肉を鍛えてみてください。

ここでは、**おすすめのトレーニングを3つ**ご紹介します。

・舌出し
・ベロ回し
・パタカラ

「舌出し」は、思いきり舌を出すだけと簡単。1日10回程度行ってください。

「ベロ回し」は、口を閉じ、上唇も下唇も、唇と歯ぐきの間をぐるっと円をかくように、舌を回してください。

時計回り、半時計周り、5回ずつ回しましょう。

「パタカラ」は、「パパパパパパ」「タタタタタタ」といったように「パ」「タ」「カ」「ラ」の4文字を各6回ずつできるだけ速く大きな声で言ってください。

それが終わったら、「パタカラ」をこれも速く大きな声で3回繰り返しましょう。

認知機能の低下が気になる人が、今すぐすべきこと

最後に、もの忘れが増えたなど、認知機能の低下が気になる人がすべきリハビリについて、説明します。

第1章でお話しした通り、認知機能と運動機能には相互関係があることがわかってきました。

運動をすることで、脳の血流量が増えたり、脳内で新しい血管ができたりして、脳の機能が高まると考えられているのです。

また、運動が認知症の原因として疑われているアミロイドβの沈着を抑制した

り、記憶を司る海馬の容積を増やしたりすることが期待できるという研究結果もあります。

では、具体的に何をすればよいのでしょうか。

認知機能が衰える原因となる大きな生活の変化の1つが、外出をしなくなることです。

それをふまえて、「基本のセルフリハ」、さらに余裕がある人は「足腰が衰えたと感じる人のためのセルフリハ」に取り組むのがよいのではないでしょうか。

また、有酸素運動には全身の血流がよくなることが期待でき、酸素や栄養が脳にしっかり届くようになります。

「セルフリハ」にプラスして、20～30分のウォーキングをするのも、認知機能低下の対策としてはよさそうです。

第4章

勝手に老化が予防できる環境づくりとは

家族の深すぎる愛情が、体を老化させる

「**人が環境をつくり、環境が人をつくる**」とよくいわれていますが、**それをあらためて実感した出来事がありました。**


「今度、娘と同居することになったのよ」

松崎さんがうれしそうに私に話しかけてくれたのは、長かった残暑がようやく落ち着いた初秋のころだったように記憶しています。

83歳になる松崎さんは、数年前に病気を患ってから、足腰がおぼつかなくなってきて、私たちのリハビリ施設に通うようになったのです。

足腰が弱っているので、テキパキとはいきませんが、家事もこなすことができていたので、旦那さんが亡くなられた後も1人で暮らしていました。

少し前に病気で体調を崩してしまった松崎さんを心配した娘さんが、熱心に「同居したい」と持ち掛けてくれたそうです。

娘さんとは仲がよいそうで、彼女自身も同居を心待ちにしているようでした。

冬の訪れを感じ始めたころ、それまでと同じようにリハビリを続けていたのですが、彼女の身体機能があまり改善しなくなりました。

もしやと思い、「最近どのように過ごされていますか?」と質問したところ、「娘が身の回りのことを、すべてやってくれているんです」という答えが返ってきました。

松崎さんの身体機能の改善が見られない原因は予想していた通りでした。

その原因とは、娘さんの深すぎる愛情です。

これまで育ててくれた感謝の気持ちが強いからか、「体が弱っているのなら、私が助けてあげる」という思いで、身の回りの世話を焼きすぎたのです。

できることを奪われない環境づくり

家事は、「無意識のリハビリ」です。

たとえば、洗濯物を干すと、腕を上に伸ばす動作や、洗濯物を掛ける際のバランスを保つことで、上腕《じょうわん》二《に》頭筋《とうきん》・三頭筋《さんとうきん》、広背筋《こうはいきん》といった腕や背中の筋肉が鍛えられます。

掃除機をかければ、歩く動作や掃除機を前後に動かすことで、大腿四頭筋、ハムストリングス、腹筋群、背筋、体幹筋群などが鍛えられるのです。

家事をしなくなるということは、そういった筋肉を鍛える機会を奪うことになり、その分、筋力は衰えてしまいます。

体が衰えてきている人ほど、体を動かさなくては危険です。

「時間がかかってもいいから、身の回りのことは自分でするようにしないと、体が弱っていきますよ」と松崎さんにお伝えして、家事の分担を娘さんとしっかり話し合うようにお願いしました。

「仲のいい、家族の同居、要注意」

うまいこと五、七、五でまとまっていますが、これはスタッフのなかでも共通認識としてあり、松崎さんのようなケースは少なくありません。

まだ肉体が衰えていない若い人たちから見ると、時間がかかって危なっかしく、つらそうでもあり、ついつい手を貸したくなる気持ちもよくわかります。

本人も、「家族にやってもらったほうがラク」と思うかもしれません。

しかし、できているのであれば、自分の力でこなしたほうが、確実に老化の予防・改善につながります。

今はラクでも、体を動かす機会を減らしてしまうと、後々老化が進んだときに、もっとつらい現実に向き合わなければならない可能性が高くなるのです。


できることを奪われない環境づくり。

これが、高齢者にとって、肉体的・精神的な老化を予防・改善するためのリハビリとともに、とても大切なことです。

では、どういう環境をつくっていけばいいのか。

それは、介護の3原則がヒントになります。

介護の3原則とは、人が、自分の力で自分らしく過ごすためには、「生活の継続性」「自己決定の原則」「残存機能の活用」が必要であるとうたったものです。

簡単にいえば、それまでの生活をできるだけ維持させる、生き方や暮らし方を自分で決める、自分でできることはやり、現状持っている身体機能をフル活用するということです。

松崎さんの場合は、同居することで、生活が持続できずに、自分ではなく、娘さん主導の生活を送り、自分でできることまで手助けしてもらったため、**身体機能をフル活用できない、能力低下を招く環境**になってしまったのです。

では、そのような環境にならないためにはどうすればいいのか。

この章では、それを説明していきます。

老化予防のために、「手」ではなく「目」を借りる

先ほど、同居がきっかけとなって肉体的な老化が進んだ松崎さんのお話を紹介しましたが、家族と同居をすること自体を否定するつもりはありません。

どうしてもできなくなったことに関しては、家族の手を借りることも必要でしょう。

また、**家族が近くにいることには、プラスの側面もあります。**

それは、「目」が増えることです。何かしら急な体の変化があったときに、そばに人がいれば、いち早く気づいてくれます。

私たちは、リハビリを受けてもらう前日、ご利用者に電話をして、翌日のお迎えの確認を必ず行います。

ところが、いつもなら電話に出てくれる時間帯に何度コールしても反応がなく、その後時間をおいて電話をしてもやっぱり状況は変わりません。

気になって、近くに住んでいるご家族に連絡をし、かけつけてもらったところ、家の中で足を滑らせて転倒したため、その後立ち上がれずに、半日間動けずにいたそうです。

ご家族が同居していたら、そのようなことがあっても、すぐに対応できていたでしょう。

高齢者にとって、まず増やすべきは、「手」ではなく「目」です。

なんでもかんでも手助けする、手を出してしまう同居ならあまりおすすめしませんが、**ただ見守るための同居ならおすすめ**することができます。

もし同居をするのであれば、「手伝ってくれるのはありがたいけど、体を動かすためにも、自分のことは自分でやるから」と伝えておくことが大切です。

逆に、**1人で暮らしている方は、「目」を増やす**ことを心掛けてください。

新聞や飲料水など、以前届けた商品が残されたままになっている場合には、毎日家まで宅配してくれる業者さんが地域の見守りネットワークに連絡してくれるというケースも多く見受けられます。

そのような宅配サービスを利用するのも1つの方法であり、家族に決まった時間に連絡をしてもらい、定例的に安否の確認を行うのもよいでしょう。

今では、カメラを使って、遠隔地から様子を見守るシステムもあります。

普段はできるだけ自分のことは自分でこなし、いざというときのために見守ってもらう環境を整えておくのが理想的です。

ベッドと布団、老化予防にいいのはどっち？

先日、こんなことがありました。

橋本さんは、私たちのデイサービスに9年通っている90代の女性で、変形性膝関節症を患い、膝関節に人工関節を入れる手術を受けています。

彼女は、昔から床に布団を敷いて、寝起きをしていました。

それが先日、ベッドのほうが起き上がるのがラクで、高齢者の多くがベッドを利用しているということを理由に、ご家族やケアマネジャーから、ベッドの導入を強くすすめられたそうです。

彼女自身は特に今の布団のままでも不自由は感じておらず、ベッドは場所をとることもあって、どうしたほうがいいのかと、私に相談に来られました。

確かに、起き上がりがラクになるという理由で、布団からベッドに替える高齢者はたくさんいらっしゃいます。

1人で起き上がれない、つらい、床で寝ていると腰が痛い、よく眠れないなどといったお困りごとがある方なら、確かにベッドに替えたほうがいいでしょう。

ただ、本人が布団で寝起きができて、**不自由を感じていないのに、高齢者だから、膝の手術をしているからという理由だけで環境を変えるのは、むしろ危険**です。

ベッドからよりも、床から起き上がるほうが、筋肉をより使います。

つまり、布団からベッドに変えることによって、日々の生活のなかで無意識に筋肉を鍛えるチャンスを失ってしまうのです。

手すりをつけるなどの介護用のリフォームについても同様です。

「60歳を過ぎたら、手すりをつけるとか、体を守るためのリフォームをしたほうがよいと言われたのですが、どう思いますか」

こんな質問をよく受けます。


結論からいえば、体の状態は個人差が大きいにもかかわらず、一律に年齢だけでリフォームをするかどうかを判断するのは、賛成しかねます。

何度も転倒を繰り返していて危ない、明らかに体が弱っている、病気を患ったなど、何かしらの明確な理由があれば、手すりをつける、すべりにくい床にする、段差をなくすなどといった処置が必要でしょう。

しかし、普通に生活できているのに、リフォームをして、わざわざラクに生活できる環境をつくるのは、老化予防・改善の観点からいうと、望ましくありません。

たとえば、手すりを使えば、腕の力を借りて立ち上がることになり、その分、足の筋肉は衰えることになります。
また、段差を乗り越えようとしなければ、しっかりと太ももを上げて歩く機会も失われます。

一見、些細なことに思われるかもしれませんが、毎日のことなので、それが積み重なると、大きな差となって表れるのです。

心配があるなら、**リフォームする前に、試していただきたいこと**があります。

たとえば、段差の少し手前に、目立つ色をしたビニールテープなどで床に線を引き、**「ここから先に段差がありますよ」と注意喚起をする印をつける**のです。

照明を明るめのものに替えるのも、体にラクをさせるのとは別の観点での転倒しにくくするための工夫だといえます。

それでも、やはりつまずいてしまって危ないということになったら、手すりをつける、段差をなくすといった、転倒防止のためのリフォームを考えればよいでしょう。

ラクをした分は、ほかで頑張る

とはいえ、ちょうど家を改築するタイミングがきたので、ついでにやっておきたいなど、先に処置しておいたほうがよいという状況も起こり得るでしょう。
ベッドについても、引っ越しのタイミングで導入しておいたほうが都合がよいというケースも考えられます。

そういった場合には、環境の変化によって失われた筋肉を鍛える機会を、意識的にほかのところで補うようにしてください。

たとえば、「基本のセルフリハ」だけでなく「足腰が衰えたと感じる人のためのセルフリハ」を加えてみるのも、1つの方法です。

今の時代は、買い物代行、ネットショッピングなどが普及し、スーパーまで歩かなくても買い物を済ませられるようになりました。

そのほかにも、ラクをしようと思えば、いくらでもラクに生活できる環境を手に入れられます。

ラクすることは、決して悪いことではありません。

体調が悪いときなどには、ぜひ積極的に利用してほしいと思うのですが、**ラクをすることで高齢者の体は大きく変わる**、ということだけはぜひ覚えておいてください。

うまくピンポイントにラクをして、できることは自分でやり続けることが大切だと考えます。

家族や他人の「決めつけ」が、あなたの体を弱らせる

加齢によって身体機能や認知機能が衰えていくのはやむを得ないことですが、それをさらに老化にまで進めてしまうような行動は避けなければなりません。

しかし、高齢者本人も周囲の人々もあまり気づかず、無意識のうちに、そうした行動をしていることがあります。

そんな行動の1つが、「決めつけ」です。

たとえば、私たちの施設に通われている利用者さんのご家族のなかには、こんなことを言う方がいます。

「おじいちゃんは聞こえてないから、代わりに私が聞きます」

確かにその利用者の方は会話の声が聞き取りにくくなっているのですが、まったく聞き取れないわけではありません。

それなのに、同行者が「聞く必要はない」と決めつければ、本人は最初から聞く気を失ってしまいます。

そして、「もう自分は聞かなくてもいいんだ」と考え、耳という聴覚器を働かせようとしなくなるのです。

「筋肉・関節・骨」にしても、「聞く・見る・感じる」などの感覚にしても、**身体機能はきちんと使い続けることで衰えを防ぐことができます。**

逆に、使わなくなれば、その機能は衰えていくばかりです。

さらに、使わないことによって**刺激が減るので、認知機能もおのずと低下せざるを得ません。**

結果として、身体機能と認知機能がともに低下する可能性が十分に考えられます。

前に紹介した松崎さんのケースも、「お母さんは足腰が悪いから、毎日の生活を送るのは大変だし、危ない」という娘さんの決めつけがあり、ご本人でも「高齢者は、いろいろと動くと危ないから、何もしないほうがいい」と決めつけていたのかもしれません。

知らず知らずのうちに自分の役割が奪われていないか、一度、最近の自分の生活と昔の生活を比べて、自分でやらずに他人に任せてしまっていることはないか、確認してみてください。

それが、さまざまな機能を改善する機会を取り戻すことにつながります。

「安静に過ごしてください」という言葉の罠

年齢を重ねれば、何かしら、病気やけがを抱えているものです。

病気やけがの症状が改善し、いよいよ病院通いが終わろうとすると、医師からひと言、「しばらくの間は、安静に過ごしてください」と言われることがあります。

多くの方は、そこで「わかりました」と答えて、お帰りになるでしょう。

この**「安静」という言葉が、ご本人やご家族に重くのしかかり、肉体的・精神的な老化を進めてしまうケースが少なからずある**のです。

谷口さんの場合も、そのケースに当てはまります。

80歳になった彼女は、２０２３（令和５）年の2月に、知人を亡くされたことにたいへんなショックを受けて、うつ病を患い、体を動かすことができなくなり、病院に入院しました。

ところが、その入院先で転倒してしまい、右の大腿骨の付け根を骨折。入院が長引きます。

退院後の6月、谷口さんは、私たちの施設を訪れ、リハビリを開始しました。しかし、それから間もなく、自宅で転倒。今度は、以前骨折したのとは反対側の左の大腿骨を骨折してしまうのです。

2月の最初の入院以来、谷口さんを献身的に看病し、支えてきたのは、谷口さんのご主人でした。

ただ、ご主人は「できるだけ安静に」という医師の言葉に過剰に反応し、奥さまを心配するあまり、谷口さんが何をするにもベッタリと寄り添うようになったのです。

家事はもちろん、谷口さんの身の回りのことも、何から何まで、ご主人がこなしてしまいます。

はたから見る分にはほほ笑ましい光景に映るのですが、リハビリの観点からはあまり好ましい状況とはいえません。

人間の体は、使わなければ、その分、確実に機能が衰えます。

入院した経験がある人なら、想像がつくのではないでしょうか。

1カ月どころか、1~2週間ベッドの上で過ごすだけで、足腰の筋力が途端に衰え、元通りの感覚で歩けるようになるまで、かなりの日数がかかります。

筋肉のつきやすい若い人であれば、多少ゆっくりできるのかもしれませんが、それでなくても加齢で筋肉が衰えている高齢者にとっては退院後が勝負です。

入院やけがをした高齢者は、**「安静」にしている時間をできるだけ短くし、体をいち早く動かして、身体機能の改善に努めないと、取り返しのつかないことに**なります。

ご主人が谷口さんの体をいつも支えるように歩き、一切の家事も、身の回りのこともすべてこなすことは、谷口さんから体を使う機会を奪うということです。簡単な家事も任せられず、靴下や靴まで履かせてもらうのでは、足腰の筋力ばかりか、ほかの部位の筋力やバランス感覚、認知機能まで低下させてしまう恐れがあります。

身近な人が骨折をしたり、何らかの障害を抱えたりすれば、手助けしようとするのはごく自然なことです。

しかも、医師から「安静に」と言われたのなら、なおさらです。

ただ、あまりに過敏に反応しすぎで、先回りして、本人に頼まれていないことにまで手を出すのは、できるだけ控えてください。

度を越えた手助けは、その人が改善するのを妨げ、場合によっては寝たきりにつながらないとも限りません。

「安静に」と言われたら、寝たきりを防ぐためにも、できるだけ早く体を動かしたい旨をしっかりと医師に伝え、どれぐらいの期間安静にしなくてはならないのか、どういうことならやってもよいのかを確認しましょう。

そして、その答えがあまりにも長期間である場合には、**セカンドオピニオンとしてほかの医師の意見を聞くのも選択の1つ**です。

制度を利用して
老化予防・改善の環境を整える

年を重ねて、老化が進んだり、病気やけがをしたりしたときには、本人の努力や家族の支えだけでは日常生活を送れなくなることがあります。

そうしたときにぜひ利用してほしいのが、**介護保険制度**です。

介護保険制度を利用することに対して忌避感を持つ方もいらっしゃいますが、この制度は多くの方が**40歳から納めてきた介護保険料によって、まかなわれている**ものです。

会社員の方は給料から差し引かれているので、納付していることに気づいていない方も少なくありません。

どなたも制度を利用する権利があり、それに負い目を感じる必要などまったくないのです。

介護保険制度では、**費用の1～3割を負担するだけで、さまざまな介護サービスが受けられます。**

私たちの施設でリハビリを受けている方も、全員、介護保険制度を利用されているのです。

介護保険制度の利用の仕方などは、前著『道路を渡れない老人たち』で説明しているので、ここではごく簡単な説明にとどめます。

介護保険制度が利用できるのは、65歳以上の人、もしくは16種類の特定疾病に該当する40～64歳以上の人です。

ただし、これらの条件を満たしていても、自動的にサービスが受けられるわけではありません。

介護保険サービスを利用するには、寝たきりや認知症などで常時介護を必要とする状態（要介護状態）、または家事や身支度などの日常生活にサポートが必要で、特に介護予防サービスが効果的な状態（要支援状態）と認定されなければならないのです。

要介護状態、要支援状態にあるかどうか、さらにその程度がどれぐらいなのかは、要介護認定（要支援認定を含む）によって判断されます。

認定を受けるには、**各自治体の地域包括支援センターに相談**してください。

きっと皆さんのお住まいの近くにもあります。

認定まで、いろいろとサポートしてくれるはずです。

知ってて得する「事業対象者認定」制度

また、「要支援状態」や「要介護状態」と認定されなくても、デイサービスへの通所などのサービスが受けられる**「事業対象者認定」**という制度があります。

これは、**要支援、要介護状態になる人を減らすことを目的につくられた施策**です。

この事業対象者認定は、65歳以上を対象として、簡単なチェックリストで受けられるかどうかが決まります。

認定されれば、デイサービスで行われているリハビリは、介護保険を使って受けられるようになります。

事業対象者認定では、一部の介護サービスは受けられませんが、**介護認定を受けるよりも早くサービスが受けられる**などのメリットもあります。

ただ、詳しくは次章であらためて問題提起しますが、この制度は地方自治体によって運用にかなり違いがあるようです。

そのため、65歳以上の方は、「事業対象者認定」についても、地域包括支援センターで確認しておくとよいでしょう。

また、各地方自治体では、老化予防の体操などの取り組みをしていることもあります。65歳以上になったら、地域包括支援センターに行くことを1つの決まり事にしてもよいかもしれません。

高齢者こそ仲間づくりは必要

皆さんも小学校などで仲間をつくることの大切さを学んだかもしれませんが、積極的にコミュニティーに参加し、仲間づくりに励むことは、高齢者にこそ、より必要だと感じています。

なぜなら、**社会とのつながりを失うことが、老化により心身が衰えた状態である「フレイル」の最初の入り口**になるといわれているからです。

誰ともかかわらなくなることで、「自分はいらない存在ではないか」という思いが募り、自己肯定感が低くなって、「精神的な老化」が進んでいく。

人と会わなければ、生活範囲も狭く、その分、体を動かさなくなるので、筋力は低下し、「肉体的な老化」が進む。
人としゃべらないから、口を動かさず、口腔機能が衰える。
そのため、固いものが食べにくくなったり、口が疲れやすく量が食べられなくなったりして、栄養が偏る。
栄養が偏ることで、病気のリスクが高まる。

このように、社会とのつながりを失うことによって、肉体的・精神的な老化が一気に進み始めるのです。

このような**社会とのつながりが薄れることに端を発する老化をフレイルドミノといいます。**

「静岡県高齢者コホート調査に基づく運動・栄養・社会参加の死亡に対する影響

について」という研究では、地域のボランティア活動などを週に2日以上行う**社会参加をすることは、運動習慣と同じくらい、高齢者の死亡率低下に影響を与えている**という結果が示されました。

今では、高齢になっても参加できるコミュニティーやボランティア活動が数多くあります。

地域の公共機関や自治体のウェブサイト、市報や区報などに情報が掲載されているので、チェックし、参加を検討してみてはいかがでしょう。

大切なのは、他人と積極的にかかわろうとする姿勢です。

性格的に**他人に話しかけるのが苦手でも、おしゃれをしてそういう場に参加するだけで、脳と体に非常にいい刺激**になり、老化を改善・予防することにつながります。

第5章

100年時代をどう幸せに生き抜くか

3倍返し⁉
コロナ禍の3年半分のツケ

超高齢化社会を迎えて久しいですが、２０２３年の日本の高齢化率（65歳以上が人口に占める割合）は29．１％になり、いよいよ高齢者が社会の大半を担う世の中の訪れが現実味を帯びてきました。

同時に、人生１００年時代を迎え、１００歳まで元気に生きるためにはどうすればよいのかを真剣に考える必要性に迫られています。

そのようななかで、私たちはどこに向かい、どのように生きていけばよいのか。最後に少しだけ、そんな話をして、この本を終えたいと思います。

急激に体が衰えた老人たち

厚生労働省「介護保険事業状況報告」によると、令和5年10月の段階で、**介護保険の認定者数は暫定値で706万人**となっています。

ついに、700万人の大台を突破しました。

単純に数が増えているばかりでなく、私の実感値としては、**肉体的・精神的な老化が深刻な人が増えている**ように感じられます。

それには、新型コロナウイルス感染症が大きく影響しています。

2020(令和2)年の1月に新型コロナウイルス感染症が日本で確認されてから、4年以上が過ぎました。

この未知の感染症は瞬く間に世界中に広がり、ほとんどの国でマスクの着用、外出の自粛または禁止、手洗いや消毒の徹底が求められることになったのです。

こうした対応によって、特に大きな影響を受けたのが高齢者でした。

感染拡大の初期段階で、基礎疾患のある人、高齢者は重症化するリスクが高いと報告されたために、自ら、あるいは周囲の人の忠告を聞いて、多くの高齢者が外出を控え、街ではその姿をまったくといってよいほど見かけなくなりました。

2023（令和5）年5月8日、新型コロナウイルス感染症が5類感染症に移行し、法律に基づく外出自粛が求められなくなるまで、そのような状態が続いたのです。

高齢者の心身には、その**3年半近くの外出自粛のツケが確実に回ってきています。**

在宅の方は、外出することをご家族に引き止められる。

病院に入院していたり、施設に入所されていたりする方は、それまで以上により安静にしていることを求められる。

こうして、身体機能・認知機能がどんどん衰えていったのでしょう。

実際、私たちの運営するリハビリ特化型デイサービスリタポンテの新規のご利用者や、コロナ禍で通所の回数が減ったご利用者のなかには、筋力がかなり低下してしまっている方が数多く見受けられました。

低下しているのは、筋力ばかりではありません。

認知機能には、より深刻な影響が表れています。

コロナ禍では、友人・知人はもちろん、家族とも会えない高齢者がたくさんいました。

入院・入所していれば、たとえ家族であっても、施設外の人とは会うことが許されない。

また、高齢者に新型コロナウイルス感染症をうつすことや、うつすのではないかという目で見られることを恐れて、家族も高齢者のところに行くのを控える。

その結果、人と接することも、**会話をする機会も極端に減って、孤独な時間を過ごすなかで、認知機能が低下していった**のです。

「退院しても、なんだかボーっとしている」と、慌ててご家族をリハビリに連れてこられた方もいらっしゃいました。

元の筋力を取り戻すには、安静時の3倍の時間が必要

コロナ禍は、もともと健康だった人の身体機能や認知機能を低下させるだけでなく、**持病のある人の病気を悪化させてもいます。**

外出自粛が解除されてから、パーキンソン病の患者さんが何人か、ご家族と一緒にリタポンテを訪ねてこられました。

患者さんのご家族は、コロナ禍で外出を控えているうちに、患者さんの体がどんどん動かなくなってきたと、口をそろえておっしゃるのです。

それで心配になり、リハビリを受けられる施設を探してこられたということでした。

確かに、皆さん、パーキンソン病としては初期のステージの割には、該当するステージの症状よりも体が動かず、認知機能もいくらか低下しているように感じられました。

そこで、筋力増強訓練やバランス訓練などを2~3カ月続けてもらったところ、ある程度歩けるようになり、会話の受け答えも次第に明瞭《めいりょう》さを取り戻してきたのです。

筋力が向上して、体を支えやすくなったのでしょう。パーキンソン病の典型的な症状の1つである突進歩行（歩きだすと自分の意図ではなく早足になること）がずいぶん改善した方もいらっしゃいました。

パーキンソン病の患者さんだけでなく、ほかの病気についても、同様にコロナ禍の影響で身体機能・認知機能が悪化したケースが少なからずあることは想像に難くありません。

寝たきりのように**完全に安静にしていた場合には、元の筋力を取り戻すのに、安静にしていた時間の3倍の時間が必要**だといわれます。

外出を控えるのは寝たきりほど安静ではない状態だとしても、3年半という月日の長さを考えれば、高齢者が加齢に抗いながら元の身体機能、認知機能を取り戻すには、単純計算で10年半……容易に改善する時間ではなさそうです。

リハビリのハードルが下がる世の中へ

皆さんは、「要支援状態」や「要介護状態」でなくとも、ホームヘルパーの訪問やデイサービスへの通所などのサービスが受けられる制度があることをご存じでしょうか。

それが、前述した**「事業対象者認定」**です。

介護保険制度では、寝たきりや認知症などで常時介護を必要とする状態（要介護状態）になった場合や、家事や身支度などの日常生活に支援が必要であり、特に介護予防サービスが効果的な状態（要支援状態）になった場合に、介護サービスを受けられます。

要介護状態や要支援状態にあるかどうか、そのなかでどの程度なのかの判定を行うのが、要介護認定（要支援認定を含む）です。

要介護認定は、全国一律の基準に則って、市区町村が設置した介護認定審査会で判定されます。

判定は、要介護認定等基準時間を算出し、その時間と認知症加算の合計をもとに、要支援1〜要介護5のいずれかに決定します。

一方、事業対象者認定なら、要支援・要介護の認定に至らない段階であっても、**25項目の基本チェックリストの実施と申請手続きを行うだけ**で、要介護認定よりも短い期間で判定されます。

認定が決まれば、ホームヘルパーの訪問や専門職によるリハビリ、機能訓練などのサービスを利用することができるのです。

なぜ、要介護認定とは別に、このような事業対象者認定の制度がつくられたのかといえば、高齢者が要支援・要介護状態になることをできるだけ予防するためです。

確かに、身体機能の低下の兆しが見え始めた初期の段階で、機能訓練に取り組めたら、要支援・要介護状態になることを完全に防ぐとはいえないまでも、そうなる時期を遅らせたり、そうなる人を減らしたりすることができるでしょう。

それは、高齢者本人やその家族にとってはもちろん、介護保険の費用を負担する国や市区町村にとっても、望ましいことに違いありません。

事業対象者認定は、積極的に活用していくべき制度だといえます。

事業対象者認定の取り組みや扱いは自治体で異なる

ところが、事業対象者認定は必ずしも積極的に活用されているとはいえないのが現状です。

その理由の1つには、要介護認定が国の制度であるのに対して、事業対象者認定が市区町村の事業であることが挙げられます。

市区町村の事業であるがゆえに、それぞれの自治体によって事業対象者認定に取り組む姿勢や扱いが異なり、なかには事業対象者認定にまったく前向きでない自治体もあるのです。

たとえば、私たちが運営するリハビリ特化型のデイサービスリタポンテの店舗は、新宿区と横浜市に計3店舗があります。

新宿の店舗では、事業対象者認定を利用して、介護予防のためにリハビリに通われる方が大勢いらっしゃるのです。

ところが、横浜市の店舗のご利用者には、事業対象者認定を利用している方がどなたもいらっしゃいません。

新宿区とのあまりの違いに驚き、このことについて、何人かのケアマネジャーと話をしてみると、

「絶対に何かよくないところがあるはずだから、最初から要介護認定を申請すればいいんですよ」

「えっと……事業対象者認定っていうのは……そういう制度があることは知っていますけど、実際に利用したことは一度もないんですよね……」

などという言葉が返ってきます。

高齢者のご家族が、直接、区の窓口で事業対象者認定について尋ねても、

「いや、それはできません。どこか悪いところがあるはずですから、要介護認定の申請をしてください」

と、窓口の担当者に対応をされたそうです。

事業対象者認定は国が定めた制度

事業対象者認定は市区町村の事業とはいえ、その制度は、厚生労働省、国によって定められたものです。

しかも、平成26年の法改正で、要支援状態のさらに手前の未病の高齢者を対象に、介護予防を行う意義を認めて制定された経緯があります。

それにもかかわらず、市区町村の行政が独断で事業対象者認定を活用していない可能性があるかもしれないのです。

行政の対応に差を感じる出来事でした。

何よりも、事業対象者認定によってリハビリが受けられれば、身体機能の維持・改善に直接的に役立つのはもちろん、高齢者が早い段階で自分の体の状態や動かし方について理解を深められます。

それが日常生活にも生かされることで、要介護状態、寝たきりの防止によりつながりやすくなるはずです。

リハビリのハードルを下げるためにも、ケアマネジャーや市区町村の担当者には、事業対象者認定の積極的な活用をして、要介護者を増やさない、寝たきりを予防していくことを強く望みます。

皆さんも、活用ができないかどうか、ぜひ自治体に聞いてみてください。

医療×介護×自治体が連携するために

残念ながら、医療と介護、自治体の連携はほとんどないのが現状です。

しかし、制度をきちんと機能させて、皆さんがよりよいサービスを受けられるようにするためには、この三者の連携が求められることはいうまでもありません。

そこで、私たちの運営するリタポンテでは、ご利用者の性別、年齢、既往歴、認定度、日常生活の様子や機能訓練の目標、プログラム、結果などをビッグデータとして利活用し、それをテコとして、医療、介護、自治体が連携することを目指しています。

今のところ、こうしたデータの利用はリタポンテ内だけに限られていますが、病気やケガなどの発症前や**退院後の日常生活に関するさまざまなデータは、その後の経過を観察する必要上、医療側でも有用な情報となる**はずです。

このような情報を、今後は医療側と共有していきたいと考えています。

せっかく収集・蓄積したビッグデータがこれだけしか利用されないのは、あまりにももったいないと感じてしまいます。

それらのデータを医療においてもなんとか有効活用してもらうために、今後は、ワークショップのような場を設けるなどして、**ビッグデータの利用による医療と介護の連携の有用性・必要性を発信**していければと考えています。

それをふまえて、かかりつけ医、皆さんにとって身近な診療所や病院の医師には、介護側とも積極的に連携し、私たちが収集・蓄積したデータを患者さんの治療にぜひ役立ててほしいと考えています。

また、自治体も、受け身でサービスを提供するのではなく、医療、介護と連携しながら、プッシュ型でどんどん情報を発信し、サービスを提供していくべきでしょう。

高齢者の身体機能や認知機能が衰える前に、予防の施策を打っていくのです。

そうして、医療、介護、自治体が三位一体で、高齢者の身体機能の衰えに対する予防に取り組めば、人生の終盤までいきいきと暮らせる高齢者が増え、結果的に介護保険などの老後にかかる費用も削減できます。

いいことずくめなのですから、それを実行に移さない手はありません。

リハビリは、介護のためだけに行われるものではない

私は理学療法士としてリハビリに携わっていますが、正直なところをいえば、私たちが行っている、**肉体的・精神的な老化を予防・改善するためのリハビリが、介護という枠の中でしかほとんど語られない**ことに違和感を覚えています。

もともと私は、介護の仕事に就くためにリハビリを学んだわけではありません。

ただ、何らかの理由で身体機能が低下してしまった人ができるだけその人らしく生きられるようにと、師匠である理学療法士と一緒にリハビリを続けてきて、

そのなかで生活期のリハビリを受けられる場所がほとんどないことを知り、現在もそれを仕事としています。

私が結果的に今の世界に深くかかわるようになったのは、２０００年に介護保険制度が設立され、生活期のリハビリが介護保険サービスの１つに位置づけられたからです。

今、要支援・要介護の方たちが保険で生活期のリハビリが受けられるのは、それが介護保険サービスに組み込まれたことの大きなメリットだといえます。

しかし、その一方で、「リハビリは病気やケガをした直後か、要支援・要介護の状態になってから受けるものだ」という先入観を、多くの人に植えつけてしまっている可能性があります。

リハビリの目的は、突き詰めれば、その人が自分らしく生きられるよう、サポートすることです。

その人が自分らしく生きるうえでは、何の障害も抱えていないに越したことはありません。

身体機能や認知機能が低下していないほうが、自分らしく生きるための行動の選択の幅も広がるでしょう。

つまり、**ある意味では、リハビリが必要とされなくなることが、リハビリを行う目的である**ともいえます。

だからこそ、要支援・要介護状態になる前に手を打つことが重要なのです。

事業対象者認定の活用をすすめるのも、リハビリを介護の枠の中にだけ押し込めておくことに違和感を覚えるのも、それが大きな理由です。

必要な人に必要なリハビリを届けるためには

「カーブス」というフィットネスクラブがあります。

日本だけでも約２０００店舗があるので、どこかで実際に店舗を目にしたり、身近に利用している知り合いがいたりする人も多いかもしれません。

このカーブスは**都道府県や市区町村から介護予防事業を受託しており、運動指導を行っています。**

要支援・要介護状態になっておらず、身体機能の低下がわずかな人にとっては、それは有効で、意味のあることでしょう。

ですが、その地域に住んでいない方は、その運動指導を受けられません。

また、要支援・要介護状態には至っていないけれども、身体機能がかなり低下しており、リハビリテーション専門職の指導が必要な人たちは、どこへ行けばよいのでしょう?

一般的な運動指導だけなら、ジムやフィットネスクラブでも受けられますが、ある程度の経済的負担を覚悟しなければならないでしょう。

また、リハビリテーション専門職の指導を受けられる場所となると、行けるところは、ほとんどどこにもありません。

現状では、制度としての医療、あるいは介護の領域に踏み込まない限り、保険でリハビリを受けることはできないのです。

医療でリハビリが受けられるのは、最大180時間と期間が限られます。

そして、退院後の生活期のリハビリは、基本的には要介護・要支援認定された人でなければ受けられません。

しかも、ほかの介護保険サービスとの兼ね合いや、リハビリを提供する側に課されたさまざまな条件によって、必要十分なリハビリを受けられていないケースもあるのです。

国が寝たきり、要介護状態の人を減らしたい、介護予防を実効性のあるものにしたいと本当に考えているのなら、リハビリを必要としているすべての人にそれを届けられるように、医療、介護の枠を越えた制度設計をあらためて考える必要があるのではないでしょうか。

人生のエンディングを大切にする

介護保険制度や現在の介護とリハビリとの関係についてはいくらか問題があっても、「老いていく」こと自体を悲観したり、深刻に考えすぎたりする必要はありません。

仕事上、私は多くの高齢者の方々と接していますが、**「老いていく」ことを受け入れている方は、皆さん、幸せそうに見えます。**

たとえ半身まひを抱えていても、周囲のサポートを受けながら、ご自身の人生を前向きに生きておられる方は、やはりいきいきとしていらっしゃるのです。

障害があっても、持病があっても、それだけで人は不幸になるとは限らない。

かくしゃくとした多くのご利用者に出会って、その事実にあらためて気づかされました。

そして、そういう方々は、ご自身が寝たきりになるかもしれないなどと心配することなく、日々を過ごされている印象を受けます。

また、障害、持病のあるなしにかかわらず、**いきいきとされている方に共通しているのは、他者のために身体機能を改善・維持し、自立して生きようと努めておられること**です。

ある医師が、こんなことを言っていました。

「自分の命が惜しいから、助かりたいからといって、手術を受けに来る人はほとんどいません。娘ともう一度旅行にいきたいからとか、ほかの人のことを思いながら、なんとか一命をとりとめたいと、手術を受けに来る人が大半なんです」

「介護には答えがない」とよくいわれますが、その理由は、体も、生活も、人生の価値観も、人それぞれで異なっているからです。

ただ、できるだけ早い段階から自分の体のことを知り、きちんとした機能訓練を続けて、肉体的・精神的な老化を遅らせることができれば、人生のなかでより多くの充実した時間を過ごせるのは間違いありません。

それは、あなた自身のためだけでなく、あなたの周囲の人、あなたの大切な人のためでもあるのです。

おわりに

「幸せは過ぎ去った後に光を放つ」

これは、幸せなときにはそのよさに気づかないけれど、それを失ったときに、その大切さ、ありがたみが強くわかるというイギリスのことわざだそうです。

「**自分の思い通りに体を動かせるという当たり前のことがどれだけ幸せだったか**、今になってわかったよ」

生活に不具合が出て、リタポンテに通うようになったご利用者のほとんどが、こんな言葉を口にします。

買い物や旅行にいく、服を着る、ベッドから起き上がる、食事をとる。

当たり前に行っていたことが、人の手を借りなくてはならなくなること、体が自由に動かせないことは、頭のなかで想像するよりも何倍もつらく、悲しい出来事だと、あるご利用者から聞きました。

ただ、**当たり前のことを自分の力でできることのありがたさに気がついたからこそ、再びできるようになったときのうれしさはひとしおだ**ということもまた、その方は教えてくれました。

ここまで本書におつきあいしていただいた方のなかには、体の衰えから日常生活にすでに不具合を感じている方も、今は元気に過ごしているものの、将来に不安を覚えて手に取ったという方もいらっしゃるでしょう。

それぞれが、それぞれの体の状態を鑑みながら、前向きに肉体的・精神的な老化の予防、改善に取り組めるかどうか。

それが、これからの時代に訪れる「長い老後」をどう生きていくのかの大きな分かれ道になります。

せっかくなら、いつまでも日々の幸せを享受できる道を歩んでいくために、本書のメソッドをその道に踏み出す第一歩に役立てていただけますと幸いです。

いつまでも元気でいることが、立派な社会貢献

年をとってからも、楽しく人生を送る。

体と精神的な老化を防いで、それを実現することは、あなた自身のためであるのと同時に、**お子さんやお孫さん、そして日本で生きる若い人たちのため**でもあります。

多くの高齢者がつらそうに、つまらなそうに過ごしていたら、「年をとると、こんな人生が待っているのか……」と、後の世代は将来を悲観的に考えざるを得ず、不安や絶望に苛まれてしまうのではないでしょうか。

逆に高齢者の元気な姿を見れば、「年をとっても、意外と楽しいことが待っているんだな」と希望を持って生きていくことができ、若い人たちの今の生活にも必ずプラスになるはずです。

今の前向きに頑張っているご利用者の姿を見て、私もいつも「いつまでも心と体を元気に保って、やりたいことがやれる老後を送りたい」という思いを強くしています。

「自分なんて、社会の役に立たない、終わった人間」と悲観的になっている高齢者を見かけることがあります。

そのような気持ちを抱くのも仕方のないことかもしれませんが、「**いつまでも元気でイキイキと生きていることが、間違いなく、あなたにしかできない社会貢献**ですよ」と、私は声を大にして伝えたいのです。

一緒にリハビリをする仲間をどうしても増やしたい

年齢とともにおとずれる肉体的・精神的な老化を予防・改善し、人生をもう一度楽しむための手助けをする。

若い人たちの希望となる「高齢者」を1人でも多く増やす。

手前みそかもしれませんが、さまざまな意味において、リハビリは社会のとても重要な役割の1つを担っていると確信しています。

しかし、**リハビリを専門家が専門的に行っている施設は、全国的にみると、まだまだ数は足りていません。**

前作、『道路を渡れない老人たち』（共著）は、リハビリの重要性を社会的な側面から伝えた書籍でした。

おかげさまで多くの反響をいただきましたが、書籍を読んだ方から「リハビリの大切さはよくわかりました。でも、実際、どこで受けられるのですか？」と問い合わせをいただいたのです。

その方が住んでいるところなどを詳しく聞いて、調べたところ、その方のお住まいの近くでは高齢者向けの専門的なリハビリを受けられるところがなく、とても申し訳ない気持ちになりました。

今回、本書では、リハビリの大切さをお伝えするというよりも、自宅でもできるリハビリの方法と心得を中心にお話ししました。

それは、問い合わせをいただいた方のような、**リハビリが受けられる高齢者向けの施設が近くにないという方々を、老化から少しでも守りたい**という思いからです。

ただ、本書のメソッドは肉体的・精神的な老化の予防に一定の効果があると自負していますが、病気などによって体の衰えが深刻な状態になってしまった方に関しては、やはり**専門的な施設でオーダーメイドのリハビリを行う必要**があります。

肉体的・精神的な老化を改善し、もう一度、当たり前のことができる喜びを、1人でも多くの高齢者に感じていただきたい。

そのために、リハビリに取り組める場所を全国に1軒でも多く増やしたい。

それは、私たちの切なる願いです。

また、施設だけでなく、リハビリを提供する人材もまだまだ足りていません。

介護業界は人手不足といわれますが、私たちも例外ではないのです。

今のスタッフたちが必死に頑張ってくれているから、なんとか3つの施設を運営することができています。

私たちと一緒にリハビリを広めたい、提供していきたいと望まれる方は、このあとのページにあるメールアドレスからぜひご連絡ください。

本書を読んで、皆さんがよりよい老後を送るための心と体づくりに役立つばかりでなく、少しでもリハビリに興味を持ってくださる方が増えるなら、これほどうれしいことはありません。

最後まで読んでいただき、ありがとうございました。

皆さんの老後の日々が、よりよいものでありますように。

そして、高齢者の笑顔が増える世の中になりますように、願いを込めて。

理学療法士　上村理絵

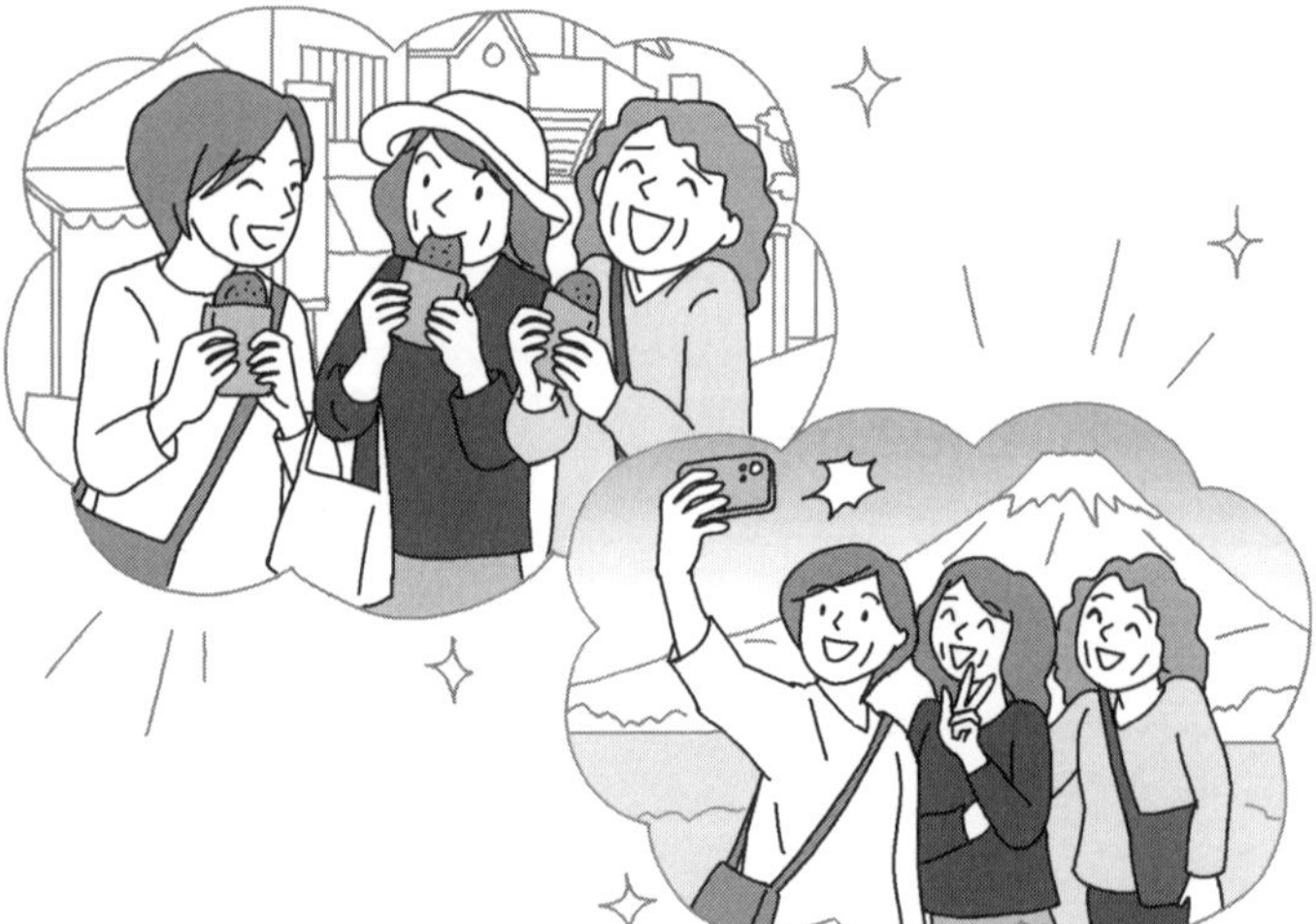

著者Profile

上村理絵（かみむら・りえ）

理学療法士
リタポンテ株式会社 取締役

1974 年生まれ。「理学療法士によるリハビリテーション」「日本で初めて介護保険分野で受けられるサービス」を世に誕生させた誠和医科学（現・ポシブル医科学株式会社）の創業を支援。およそ 10 年間で、のべ 16 万人に生活期のリハビリを提供し、そのビジネスモデルの骨格を現場で作り上げてきた。同社退任後、リタポンテ株式会社の立ち上げに参画。理学療法士の立場から、「高齢者に本当に大切なリハビリ」を提供している。

最後まで本書を読んでいただき、
ありがとうございました。
本の内容でわからないところや、
質問したいこと、感想、問い合わせなどが
ございましたら、以下のメールアドレスに
ご一報いただけますと幸いです。
Email：ask@ritaponte.jp

こうして、人は老いていく
衰えていく体との上手なつきあい方

発行日　2024年3月12日　第1刷
発行日　2024年10月29日　第17刷

著者　上村理絵

本書プロジェクトチーム
編集統括　柿内尚文
編集担当　中村悟志
デザイン　鈴木大輔・仲條世菜（ソウルデザイン）
編集協力　村次龍志（株式会社アジト）
カバーイラスト　朝野ペコ
本文イラスト　石玉サコ
図版デザイン　大場君人
DTP　ユニオンワークス
校正　中山祐子

営業統括　丸山敏生
営業推進　増尾友裕、綱脇愛、桐山敦子、相澤いづみ、寺内未来子
販売促進　池田孝一郎、石井耕平、熊切絵理、菊山清佳、山口瑞穂、吉村寿美子、矢橋寛子、遠藤真知子、森田真紀、氏家和佳子
プロモーション　山田美恵
講演・マネジメント事業　斎藤和佳、志水公美

編集　小林英史、栗田亘、村上芳子、大住兼正、菊地貴広、山田吉之、大西志帆、福田麻衣、小澤由利子
メディア開発　池田剛、中山景、長野太介、入江翔子、志摩晃司
管理部　早坂裕子、生越こずえ、本間美咲
発行人　坂下毅

発行所　株式会社アスコム

〒105-0003
東京都港区西新橋2-23-1　3東洋海事ビル
TEL：03-5425-6625

印刷・製本　株式会社光邦

Printed in Japan ISBN 978-4-7762-1303-1